Jörg Hutter · Volker Koch-Burghardt
Rüdiger Lautmann

Ausgrenzung macht krank

Jörg Hutter · Volker Koch-Burghardt
Rüdiger Lautmann

Ausgrenzung macht krank

Homosexuellenfeindschaft und HIV-Infektionen

Westdeutscher Verlag

Die Deutsche Bibliothek – CIP-Einheitsaufnahme
Ein Titeldatensatz für diese Publikation ist bei
Der Deutschen Bibliothek erhältlich

1. Auflage August 2000

Der Westdeutsche Verlag ist ein Unternehmen der
Fachverlagsverlagsgruppe BertelsmannSpringer.

www.westdeutschervlg.de

Umschlaggestaltung: Horst Dieter Bürkle, Darmstadt

ISBN-13:978-3-531-13163-4 e-ISBN-13:978-3-322-83301-3
DOI: 10.1007/978-3-322-83301-3

Inhalt

1. Kapitel

Einleitung

Er bekam Aids; denn er war homosexuell.
(Peter Hacks über Ronald M. Schernikau, 1999 in der Einladung zur Subskription von Schernikaus letztem Buch)

... der kapiert gar nichts.
(Elfriede Jelinek, dortselbst über Hacks)

Zur Mitte der Achtzigerjahre erschütterte eine tödliche Krankheit das Gesundheitssystem der westlichen Gesellschaften. Wie jede neu auftretende und durch bekannte Mittel nicht beherrschbare Krankheit - die jüngsten Beispiele tragen die Namen Ebola und Rinderwahnsinn - rufen sie eine Panik hervor, in der sich berechtigte Befürchtungen mit überbordenden Ängsten mischen.[1] In den Zeitungen wandert eine solche Krankheit dann von der wöchentlichen Gesundheitsseite in die täglichen Schlagzeilen, und sie betritt die Arena der großen Politik.

Aids als gesundheitspolitische Herausforderung

Die Bundesrepublik Deutschland, noch in ihren alten Grenzen und strikt westwärts ausgerichtet, verfügte über *mehrere Optionen*, wie auf die Bedrohung zu reagieren sei. Szenarios der Seuchenbekämpfung boten sich ebenso an wie staatliches Abwarten. Die Reagan-Administration der USA hatte sich für eine unheilvolle Mischung aus beidem entschieden: Nonintervention (als Verzicht auf Forschungsfinanzierung) und ein bisschen Grenzkontrolle. Der konservative Präsident nahm über Jahre das Wort Aids nicht in den Mund; offensichtlich waren ihm die Betroffenengruppen zuwider (Homosexuelle, Fixer, Hispano-

---

[1] Als Darstellungen der bundesrepublikanischen Moralpanik zu Aids vgl. F. Rühmann 1985 und J. Hutter 1997.

Immigranten). Diese Politik hat zweifellos Tausende das Leben gekostet, bei noch mehr Menschen Glück und Gesundheit zerstört.

Der gefährliche Virus kam aus den Vereinigten Staaten nach Europa, aber nicht sofort. Wir konnten beobachten, was sich dort abspielte, und daraus vielleicht lernen. Erreger und Übertragungswege waren erstaunlich schnell bestimmt. Die *medizinische Forschung* hatte ihre Leistungsbereitschaft und -fähigkeit bewiesen, aber zugleich klar gemacht, dass weder mit einem Heilmittel noch mit einem Impfstoff bald zu rechnen sei. Kurativ und präventiv klaffte also eine Lücke, die gesundheitspolitisches Eingreifen erforderte.

Abwarten und Nichtstun kam für eine *deutsche Politik* glücklicherweise nicht in Frage. Staatliche Sanktionen gegen alle Individuen, die den Virus hätten weiterverbreiten können, boten sich geradezu an und wurden von einigen Politikern wie Journalisten auch heftig propagiert; eine Mehrheit der Bevölkerung hätte dagegen kaum viel einzuwenden gehabt. Doch setzte sich die klassische Strategie »Seuche überall und mit allen Mitteln bekämpfen« nicht durch. Auch heute noch kann man das überraschend finden, erfreulich für die Entwicklung demokratischer Kultur.

Prävention als Politik der Vernunft

Statt einem harten Kurs folgte die Aids-Politik einer voraussetzungsreichen Linie; sie operierte auf der Ebene der Vernunft statt auf der des Zwangs. Die erste Entscheidung lautete: nicht aussondern, sondern vorbeugen. Die zweite: nicht mit *Sanktion*, sondern mit *Persuasion*. Mit Zwang und Verboten, so der zutreffende Gedanke, lässt sich im Bereich von Sexualität und Sucht wenig ausrichten. Die gefährdeten Menschen müssten vielmehr überzeugt werden, die neu aufgetretenen Risiken zu vermeiden. Wenn sie sich in einigen Hinsichten ‚vernünftig' verhielten, könnten sie im Übrigen ihren ‚unvernünftigen' Leidenschaften nachgehen, also etwa den Sensationen des Drogengenusses oder des Abenteuersex.

Persuasion, d.h. Überzeugung, setzt auf die Einsicht der einzelnen Gesundheitsakteure. Dazu ging die deutsche Politik eine Reihe erfolgreicher *Kooperationen* ein. Man ließ sich auf die homosexuellen Männer ein, also auf eine Randgruppe, der man bis dahin eher mit Nichtbeachtung und Nichteinmischung - vor allem per Deregulation von Sonderrecht - begegnet war. Seit den Siebzigerjahren hatte man staatlicherseits die Schwulen kaum noch behelligt, sie erstmals in der Geschichte in Ruhe gelassen. Nun sollten sie Standards zur Prävention bei sich etablieren. Diese Politik des Augenmaßes und der Vernunft wurde durch die Arbeit einer Enquete-Kommission des Bundestages formuliert - alles in allem und von außen gesehen ein Glücksfall der Zusammenarbeit von Abgeordneten und außerparlamentarischen Kräften, man könnte auch sagen: der wissenschaftlichen Beratung von Politik (mit allen Wendungen nachzulesen in dem 800 Seiten starken Berichtsband: Deutscher Bundestag 1990).

Für die kooperative Linie stand die damalige Gesundheitsministerin *Rita Süßmuth*; sie musste diese vergleichsweise liberale Linie in ihrer Partei erst durchsetzen. Seitens der Randgruppe kooperierten eine Reihe von Männern, die sofort verstanden hatten, dass nur so eine erneute Ausgrenzung der Schwulen zu verhindern war. Wir nennen hierzu einige Namen: Als Berater ins Ministerium wurde *Siegfried R. Dunde* (†) geholt; seitens der Gesundheitsforschung/Public-Health sprach *Rolf Rosenbrock*; für die Basisgruppen der HIV-Betroffenen (»Act-Up«) agierte *Andreas Salmen* (†). Für jeden Handlungsstrang ist hier nur ein Name genannt - wirksam tätig wurden viele weitere, auch Frauen. Aus dem Bereich der Soziologie sind *Martin Dannecker* und *Michael Bochow* zu nennen. Der eine machte die erste empirische Erhebung zum Sexualverhalten homosexueller Männer in der Aids-Epoche und konstatierte den Erfolg der Präventionsbotschaften. Der andere sicherte diese entdramatisierende Botschaft in weiteren Erhebungen ab. Mit dem vom Forschungsministerium in den Jahren 1989 bis 1994 veranstalteten Sonderforschungsprogramm konnten viele sozialwissenschaftliche Fragen zu HIV und Aids untersucht werden (zur Bilanz vgl. Lange 1993, Heckmann/Koch 1994).

An dieser *Erfolgsgeschichte* (so Rosenbrock 1998, S. 371) ist nicht zu rütteln. Ihr kommt das Hauptverdienst zu, wenn die Bundesrepublik heute auf eine relativ niedrige Rate von HIV-Infektionen blickt. Dies gilt auch, wenn der Zugewinn eines in dieser Hinsicht ‚unbefleckten' Bevölkerungsteils aus der ehemaligen DDR herausgerechnet wird.

Offene Fragen

Ein Stachel bleibt jedoch: Mit HIV angesteckt und an den Folgen von Aids gestorben wurde zu jedem Zeitpunkt, trotz einer im ganzen fürsorglichen Politik und trotz einer weithin erfolgreichen Aufklärung zur Prävention. Dies musste schon deswegen geschehen, weil der Virus bislang nicht auszurotten und seine Folgen nicht zu unterdrücken waren. Offen blieb auch stets die Frage, warum es in den westlichen Ländern vor allen anderen die Schwulen getroffen hat. Schließlich war zu fragen, wie sich die Infektionen *innerhalb* der Population homosexueller Männer verteilten. Konnten und durften wir uns mit der Standardantwort zufriedengeben, es liege eben an den homosexuellen Sexualpraktiken (Sperma, Blut, dünne Schleimhäute in für den Geschlechtsverkehr ‚von der Natur nicht vorgesehenen' Organen)? Die Risiken ungeschützten Verkehrs träfen alle gleichermaßen, basta?

Rückblick: Wie es zu dieser Untersuchung kam

Spätestens 1983 war nicht mehr zu übersehen, dass Aids zum Tode führte, ohne irgendetwas dagegen unternehmen zu können. So schnell der virologische Zusammenhang geklärt war (HIV - Immunsystem - sekundäre Infektionen), so klar war auch, dass in absehbarer Zeit weder ein vorbeugender Impfstoff noch ein Heilmittel entwickelt werden könnte. Was aber war von sozialwissenschaftlicher Kompetenz zu erwarten?

Wir empfanden die Hilflosigkeit der Soziologie gegenüber dem neuen Problem, gegenüber der existenziellen Bedrohung der homosexuellen Option. Die Mittel der Soziologie wurden bloß als eine Art von *Medizin-Tatsachen-Forschung* eingesetzt: wie neue Infektionen zu vermeiden seien, wie die Heilberufe mit den Kranken umgingen. Sämtliche uns bekannte Forschung verstand sich als *strategisch*, d.h. suchte nach brauchbaren Mitteln für einen anerkannten Zweck. Dagegen war überhaupt nichts einzuwenden, nur dass die Frage nach den möglichen gesellschaftlichen Ursachen von Aids und seinen Zielgruppen unbeachtet blieb.

Daher entschlossen wir uns, *ätiologisch* auf Aids zu blicken. Als Erster von uns warf J. Hutter diese Frage auf: warum trifft Aids vor allem die homosexuellen Männer, und welche unter ihnen sind besonders betroffen? Warum löst eine ausschließlich auf Prävention ausgerichtete Politik nicht alle von Aids aufgeworfenen Probleme? In einem Vortrag in der Bremer Volkshochschule sagte Hutter am 17. April 1986:

> Prävention vor Aids und Entwicklung von größerer Sichtbarkeit homosexuellen Verhaltens, die durch Abbau von Diskriminierung erreicht wird, sind engstens miteinander verbunden.Verantwortung ist daher nicht nur bei den Homosexuellen einzuklagen (J. Hutter 1986, S. 11).

Der Vortrag trug die Überschrift »Aids, Homosexualität und Ausgrenzungsproblematik« - ein Vorgriff auf unser späteres Projekt und deutlich auch bereits ein Hinweis auf den Titel dieses Buches. Die Verfasser waren damals noch mit anderen Vorhaben beschäftigt und stellten sich erst allmählich auf ein Projekt zum Thema Aids ein. Wir vermieden die wichtigen, aber bereits stark frequentierten Forschungspfade (De-Eskalation der Aids-Hysterie; Implementation der Präventionspolitik; Behandlungsbetrieb) und begaben uns auf das hinsichtlich Aids noch unbeackerte Feld ‚Krankheit und Gesellschaft'. Die allgemein geübte Hochachtung vor Biologie und Medizin legte es dabei nahe, sich dem unheimlichen Gegenstand zunächst einmal in wissenssoziologischer Bescheidenheit zu nähern, wie in dieser Notiz vom 21. Oktober 1987 (R. Lautmann) deutlich wurde:

> *Aids als soziales Konstrukt*
>
> Alles was wir über Aids wissen bzw. als Aids wahrnehmen, ist ein *Produkt unseres Denkens.* Ursachen, Folgen und Risiken sind zunächst nichts anderes als Bedeutungszuweisungen, mit denen wir Erlebnisse und Empfindungen interpretieren. Man kann dies in vielfach grotesker Weise an den Wandlungen sehen, die das Bild von Aids in fünf Jahren durchlaufen hat. Für die öffentliche Inszenierung einer *Massenhysterie* ist das leicht nachvollziehbar; wie seit dem Terrorismus nicht mehr (er)fanden die Medien hier ein abendfüllendes Thema. Auch die *staatliche Kontrollpolitik* lässt in ihrer Verschiedenartigkeit und Dynamik nicht daran vorbeisehen, dass der Standort des Betrachters den Blick auf die Krankheit färbt.
>
> Kaum durchschaut wird aber bislang die *soziale Konstruktion des Wissens* über Aids. Dabei bilden diese Deutungspartikel die strategische Grundlage für Massenangst, Sexualkampagnen und repressive Eingriffe. Wir glauben, die Infektionswege zu kennen; wir können Gefahren benennen und sogar Wahrscheinlichkeiten grob beziffern. Die Krankheit gilt bereits als begriffen: Ein Virus ist's, und bei Unvorsicht springt er über. So vermelden es die Biologen/Virologen, und so gilt es als bestätigt.
>
> Im Zuge dieser Sichtweise wurden *Infektionswege* ausgemacht, die durch abweichendes Verhalten und Unnormalität gekennzeichnet sind: Homosexuelle, Fixer, Prostituierte bis zu den quasibehinderten Blutern. Und es wurden die *Zielgruppen* der Kontrollpolitik definiert, die jetzt wieder in den Vordergrund treten werden, nachdem die Annahme eines ‚Überspringens in die Normalbevölkerung' sich als nicht stichhaltig erweist. Die Krankheit Aids bietet ein neues Beispiel für eine vor hundert Jahren eingeführte und seitdem höchst erfolgreiche Strategie der sozialen Kontrolle: der *medizinisch-juristische Komplex,* bei dem ärztliche und polizeiliche Kompetenz einander zur Hand gehen.
>
> Die von Biologie, Medizin und Seuchenpolizei vermittelten Gewissheiten sind nicht nur vorläufig, werden also überholt werden; vor allem sind sie vorschnell zu Stande gekommen. Was über die Krankheit zu erfahren

ist, wurde längst nicht ausgeschöpft. Der Blick durchs Mikroskop schafft Fakten, aber kein vollständiges Bild. Dazu bedarf es eines weit umfassenderen Hinschauens. Zwischen der ubiquitären Begegnung mit Krankheitserregern *und* der manifesten Erkrankung klaffte stets eine erhebliche *Erklärungslücke*. Von anderen Virusinfektionen ist dies wohl bekannt (Schnupfen, Grippe ...) - warum sollte es bei Aids anders sein?

Um die Erklärungslücke zu schließen, muss ein sensibles Suchprogramm angesetzt werden. Vorgeschlagen wird, die *lebenslauf- und situationsbedingten Umstände* des Positivwerdens und - ja! - Negativbleibens zu erforschen. Einen empirischen Zugang bieten zunächst die Attributionen, die von den Betroffenen sowie von den sie behandelnden klinischen und helfenden Personen entwickelt werden. Für den virologischen Blick sind diese Laienannahmen zu Recht irrelevant, für den soziologischen Blick hingegen nicht.

Auf etwas allgemeinerer Ebene würde es auch Hinweise liefern, die soziale *Konstruktion der Abweichung* aufzuklären: die Lebensweisen von Homosexuellen, Fixern usf. ist ein Produkt historisch-kultureller Verhältnisse. Wenn gleichgeschlechtliches Handeln zwischen Männern aufs Sexuelle verengt wird - so geschehen unter Meinungsführung der Psychiatrie seit 1880 -, wenn Liebe und Erotik in diesen Beziehungen sozusagen illegitim sind, dann werden diese sich tatsächlich sexualisieren. In der Folge entstehen körperbezogene Verhaltensweisen, die unter der Aids-Optik als riskant bezeichnet werden. Auch für die Neigung von Fixern, eine gemeinsame Nadel zu benutzen, wird sich ein ähnlich komplexer Hintergrund aufzeigen lassen. Promiskuität - der Partner, der Nadel, des Blutes - mag etwas Natürliches sein, ist aber nicht naturgesetzlich zu erklären. Vielmehr schafft das Verhältnis zwischen dominanter und Subkultur diejenige Morphologie, in der die Infektionswege gelegt werden können.

Die medizinischen Konstruktionen einer Krankheit soziologisch zu erläutern ist eine Sache; neben die virologischen aber nunmehr soziale Faktoren zu stellen eine ganz andere. Ganz allgemein erwartete man früher von der Soziologie keine Beiträge zur Erklärung von Krankheit und Gesundheit; erst neuerdings konstituiert sich eine Gesundheitswissenschaft unter maßgeblich soziologischer

Beteiligung (vgl. dazu Hurrelmann 1997). Schon das Wort von den »psychosozialen *Ko*faktoren« insinuiert deren Zweitrangigkeit. Wann wäre jemals der HI-Virus so bezeichnet worden? Auch als *ein* Faktor unter mehreren gilt er gewöhnlich nicht, sondern als die Ursache für Aids schlechthin.

Volker Koch (später: -Burghardt) unternahm es, die wissenschaftstheoretischen Voraussetzungen zu klären, unter denen wir *einen* sozialen Faktor für Aids erforschen konnten. In seinem ersten kurzen Papier vom 6. Januar 1988 trennte er eine pathophysiologische, eine psychologische sowie eine soziologische Ebene voneinander und fragte nach dem Zusammenwirken der Faktoren: hierarchische oder nicht hierarchische, additive oder potenzierte, bi- oder multivariate Interaktion? Schließlich entstand hierzu eine erste Monografie (Koch 1989).

> Sie diskutierte die Bedingungen der Möglichkeit »psycho-sozialer Faktoren bei der HIV-Infektionsgenese« (S. 77). Die »soziale Ätiologie« wurde gegen die individual-medizinische Sichtweise scharf abgegrenzt, weil sie »den mit Fragen nach den Ursachen einer Infektionskrankheit zusammenhängenden Problemraum erweitert«. Das erklärende Augenmerk richtet sich nunmehr auf Sozial- und Lebenslagen (statt auf Risikogruppen) sowie auf Handlungsregeln (statt Verhaltensweisen, vgl. Koch 1989, S. 93-105).

Als Erkenntnisziel fixierte Koch-Burghardt »die Typologisierung psycho-sozialer Merkmalskonfigurationen in ihrer Bedeutung für die Infektionsgenese« (S. 115). Genau dies liefern wir nun mit dem vorliegendem Buch.

Zunächst glaubten oder hofften wir noch, wir befänden uns in der guten Gesellschaft einer ebenfalls ätiologisch fragenden psycho-soziologischen Aids-Forschung. Und warben für das Thema, wie beispielsweise bei öffentlichen Vorträgen im November 1988:

> Das Denken in Risiko und Prävention ist eine neue Spielart von Medizin. Die Ideen klingen so vernünftig; sie sorgen sich tatsächlich um unsere Gesundheit. Früher ging der Patient erst dann zum Arzt, wenn er

sich krank fühlte. Das subjektive Empfinden bestimmte mit darüber; die Definition des Krankenstatus lag auch in den Händen des Betroffenen.

Damit ist es heute vorbei. Die Medizin geht auf die Menschen zu und sagt ihnen, wo sie gefährlich leben. Rauchen, Trinken, bestimmte Arten des Geschlechtsverkehrs - alles riskant. Das Leben droht, nach medizinischen Imperativen gestaltet zu werden. Dahinter steckt ein objektiver Gesundheitsbegriff, der genau weiß, was jedem/jeder gut tut und was nicht.

Innerhalb der Medizin und Medizinsoziologie wird darüber durchaus diskutiert:

- ob man von massenstatistischen Daten so auf das Risiko im Einzelfall schließen dürfe;
- ob eine nur so begründete Prävention »greift«, d.h. beim Individuum ankommt und umgesetzt wird.

Doch was wird geschehen, wenn es sich eines Tages herausstellt, dass es keinen vollkommenen Schutz gibt? Die Logik der Risiko- und Präventivmedizin wird dann zu schärferen Maßnahmen drängen. Wenn das Vertrauen in die Vernunft der Bevölkerung schon nicht gut war - wie scharf werden die Kontrollen ausfallen?

Bereits die Durchmedikalisierung des Alltagslebens ist ein Zugriff auf uns, ist Kontrolle. Vor allem beunruhigt Kontrolle der geschlechtlichen Seiten. Verdächtig ist die Bereitwilligkeit, mit der bestimmte Sexualtechniken propagiert werden - von Leuten, die sich früher niemals mit dem Sexuellen in Forschung oder Politik beschäftigt haben.

Sexualität wird hier reduziert auf äußerliches Verhalten: Körper kommen in Kontakt, Flüssigkeiten werden ausgetauscht. Dieses biologistische Verständnis unseres Trieberlebens ist ebenso verbreitet wie unzulänglich. Die menschliche Sexualität ist kein genetisch programmierter Prozess; sie ist nicht dasjenige in uns, was vom Tier übrig geblieben ist.

Vielmehr ist sexuelles Handeln ein Resultat der Kulturentwicklung. Es findet in bestimmten historisch-sozialen Verhältnissen statt, im Rahmen der biografischen Entwicklung der Einzelnen und mit vielschichtigen Phantasien. Die üblichen Präventionstechniken haben davon keine Ahnung, weil sie am Sexuellen nur das Körperliche sehen. Daher müssen sie scheitern: vorübergehend erfolgreich, aber auf längere Sicht von den psychosozialen Verhältnissen unterlaufen.

Ein zweites Bedenken aus soziologischer Sicht: Die gegenwärtige Präventionspolitik baut weitestgehend auf den Erkenntnissen der Virologie auf. Der HIV ist's, und zwar allein. Nachfrage nach anderen Ursachen entsteht nicht. Eine soziale Ätiologie von Aids hat noch niemand entworfen. Dabei lehren alle historischen Erfahrungen: Infektionskrankheiten werden nicht so sehr durch Pharmakologie besiegt; sondern die stärksten Rückgänge der Cholera, der TBC sind von Änderungen in den sozialen Verhältnissen der Betroffenen und Gefährdeten herbeigeführt worden. Wie jede/r weiß, wird der Virus nur dann übertragen, wenn das Milieu dem günstig ist. Die psychosozialen Ursachen von Aids aber sind bislang kein Forschungsthema. Virologie und Präventologie lassen sie als überflüssig erscheinen.

Ein drittes Bedenken betrifft das Schicksal unserer Sexualität. Sie wird derzeit wieder einmal mit Risiken überladen. Die Promiskuität ist der Motor von Aids, heißt es. Eine heftige Begegnung lasse Blutaustausch befürchten. Die zu Grunde liegenden epidemiologischen und mikrobiologischen Erkenntnisse mögen ja zutreffen. Die Präventologie setzt das allerdings umstandslos um - und schneidet wesentliche Merkmale unserer Sexualverfassung einfach ab. Ob sie will oder nicht bildet sie damit eine Aktionseinheit mit den Versuchen, die Pornografie zu entschärfen oder unterbinden, die Prostitution abzuschaffen. Die liberalisierte Sexualität wird derzeit wieder einzusperren versucht. In diese Linie gehören bekanntlich auch die Erschwerung des Schwangerschaftsabbruchs und das Vordringen der Reproduktionstechnologie. Wenn im Reagenzglas gezeugt und empfangen werden kann, dann lösen sich diese Vorgänge von der sexuellen Begegnung ab.

Die Risiken des Sexuellen zu entsorgen heißt inzwischen weithin: auf dieses selbst muss verzichtet werden. Wer gesellschaftliche Entwicklung beobachtet, wird diese Tendenz bemerken und vor ihr warnen. Aids ist der Motor gegenwärtiger Sexualpolitik. Wer über Aids forscht und politische Entscheidungen trifft, müsste auch im Auge haben, dass er nicht nur über das Risiko des Todes befindet, sondern auch über die Qualität des Lebens. Zwar kann eine Durchrationalisierung der Sexualität nicht wirklich gelingen, so wenig wie ihre Normalisierung jemals gelungen

> ist. Aber schon die Versuche dazu bringen Leid über viele Menschen. Sie vernichten Lebenschancen, die mühsam errungen waren und die nur derjenige widerstandslos aufgeben wird, dem sie nie viel bedeutet haben.

In diesen Anfangsüberlegungen von 1988 verschmolz die Reserve gegenüber Medizinhybris, liberalistischer Sexualwissenschaft und nüchterner Homopolitik zu einem Amalgam, welches offensichtlich andere befremdete. Die Schnittmenge so vieler Diskurse, zumal in der notorisch zerstrittenen Sexualwissenschaft und Homopolitik, erwies sich als derart schmal, dass unsere sozialätiologische Idee randständig blieb. Kaum jemand mochte auf einem Pfad folgen, dessen Verhältnis zur Virologie ebenso unklar schien wie sein präventiver Nutzen.

Wie hätte denn »normale Forschung« im Angesicht des Sterbens möglich sein können? Mit einem Messer am Hals ändern sich die Gedanken. Plötzlich war Eile geboten, wo sich sonst die Zyklen des Forschens in Jahrzehnten und noch längeren Zeitspannen bemessen. Soeben, will sagen: im Verlaufe dieses Jahrhunderts, hatte sich das sexualwissenschaftliche Denken aus dem Griff der Medikalisierung gelöst. Und schon wurden die geistes- und kulturwissenschaftlichen Ansätze wieder an die Seite der Medizin gezwungen, ja sogar unter deren Fuchtel (kritisch hierzu auch J. Hutter 1993, S. 97-104). Wahrlich keine Sternstunde für interdisziplinäre Verständigung!

> Eine der wenigen weltweit anerkannten Autoritäten in der Sexualsoziologie, John H. Gagnon, gab zur IV. Internationalen Aids-Konferenz in Stockholm ein pessimistisch gestimmtes Zwischenresümee zur Aids-Forschung. Das Bedürfnis, schnelle Antworten auf die neue Epidemie zu finden, bringe Gefahren für die Sexualforschung mit sich. Mit Hauruck einfach anzufangen, »irgendetwas« herauszufinden, Daten in der Krisenzeit zu erheben - all das berge ein besonderes Risiko. Sogar erfahrene Forscher könnten hier in Sackgassen geraten, aus denen sie sich dann herauspublizieren müssten. Dem Gegenstand Sexualität könne man sich nicht nähern wie jedem beliebigen anderen (1989, S. 598).

> So haben sich groß angelegte Umfragen aufgemacht, das Sexualleben ganzer Gesellschaften zu beschreiben. Diese Erhebungen leiden aber unter Mängeln der Stichprobenbildung; auch bleiben Art und Qualität des Interviews oft unklar (S. 599).
>
> Während die Sexualwissenschaft von Freud über Kinsey bis Foucault versucht hat, die Sexualität mit dem Rest des sozialen, kulturellen und psychischen Lebens zu verknüpfen, geht es aktuell vordergründig darum, die Leute am Leben zu erhalten. Die sexuelle Frage wird unter einem *Krankheitsfokus* aufgeworfen.
>
> Dieser Fokus hat bedenkliche Konsequenzen. An der Sexualität interessiert nur noch, was sich auf die Krankheit bezieht. Aber Analverkehr beispielsweise, der jetzt in allen Fragebatterien auftaucht, ist kaum als eine schlichte Verhaltenstatsache zu erheben. Er ist vielmehr, wie alle andere sexuelle Aktivität, »durch Skript, Partner und sozialen Kontext hervorgebracht, ein Verhalten, das sowohl kollektiv wie individuell bedeutsam ist, wie es auch ein potenzieller Übertragungsweg der Krankheit ist« (S. 600). Wir müssen daher mehr in Erfahrung bringen wollen als bloß das Wie-alt-wie-oft-wann-mit-wem.

Gagnon verlangt von den SexualforscherInnen, auch unter dem Aids-Diktat einen theoretisch klaren Kopf zu behalten (das war für die Soziologie in sexualibus noch nie ein leichtes Unterfangen) und die hoch entwickelte Kunst der Umfrageforschung nicht zu verschleudern. Tatsächlich erfasst einen Empiriker das Grausen, wenn er die in den Aidsjahren üblich gewordenen Abfragebögen liest. Aber Gagnon lässt auch verstehen, warum das in den Jahren nach 1983 vielleicht nicht anders sein konnte - Stichwort: strategische Forschung.

Kehren wir also zur erkenntnisgenerierenden Forschung zurück. Das in diesem Buch geschilderte Vorhaben stand zeitlich, sachlich und personell außerhalb strategischer Verpflichtung. Und inzwischen befindet sich Aids ohnedies auf dem Wege von der ‚gefährlichen Seuche' zur ‚normalen Infektionskrankheit'.

Grundsätzlichere Fragen dürfen wieder in den Vordergrund treten. Dazu gehören etwa die Differenziertheit der homosexuellen Existenzweise und der gesundheitsgefährdende Gehalt von Stigmatisierung. Die moralisch aufgeladene Krankheit Aids steht heute noch als Sonderfall da; sie enthält hemmende und fördernde Bedingungen, die es nahe legen, seitens der Soziologie einen Beitrag zur Ätiologie und Epidemiologie zu versuchen. Unser Projekt wagt sich damit in ein sozialmedizinisches Niemandsland vor. Ob es uns wohl gelingen mag, die hier lauernden Minen mit ihrer fachpolitischen, sexualmoralischen und bewegungspraktischen Ladung zu umgehen?

Dieses Forschungsvorhaben wurde vom Bundesgesundheitsamt aus Mitteln des Bundesministers für Forschung und Technologie gefördert (Laufzeit 1.1.1991 bis 31.3.1994). Die Vorbereitung wurde von der Universität Bremen unterstützt. Hutter und Koch-Burghardt haben hauptamtlich im Projekt gearbeitet: die Konzeption aufgestellt, die Daten erhoben, aufbereitet und interpretiert. Um es klar zu sagen: Die Typologie, welche das Kernstück dieses Berichtes bildet, ist die Entdeckung oder Erfindung – Theorien sind stets beides – von Hutter und Koch-Burghardt. Lautmann hat für das Vorhaben ‚den Rahmen gezimmert', d.h. das Projekt nebenamtlich geleitet, sich an den einzelnen Schritten der ‚Feldarbeit' und Dateninterpretation gelegentlich beteiligt, die Thesen als Erster kritisiert und dann rezipiert, schließlich einige Kapitel (1, 3 und 7) zu diesem Buchtext beigesteuert.

Zu danken ist in erster Linie all denjenigen Männern, die sich für ein Interview zur Verfügung gestellt haben. Viele von ihnen sind bereits verstorben. Ihr Zeugnis und die Erinnerung an all jene Freunde und Bekannte, die die Veröffentlichung dieser Studie nicht mehr erleben konnten, mahnen die Verbesserung homosexueller Lebensbedingungen an.

Ferner gilt unser Dank Wolfgang Ahlers und Frank Schaubhut, die in etlichen Kodier- und Interpretationssitzungen an der Bearbeitung des umfangreichen Textmaterials - durch intensiven und kritischen Gedankenaustausch - konstruktiv mitgewirkt haben.

2. Kapitel

Epidemiologie und Aids

Infektionskrankheiten verbreiten sich nicht durch die bloße Existenz eines Virus, sondern in einem komplexen System von Erreger, Wirt und Umwelt. Deswegen nehmen die Sozialwissenschaften eine Schlüsselstellung bei der Erforschung der Infektionsbedingungen ein - insbesondere derjenigen des HI-Virus. Schließlich gibt es immer noch keine gesicherten Erkenntnisse darüber, warum die Gesamtbevölkerung vom Immunschwächesyndrom Aids so extrem ungleichmäßig betroffen ist - manche Teilpopulationen wie etwa Frauen oder heterosexuelle Jugendliche kaum, andere wie vor allem homo- und bisexuelle Männer dagegen in hohem Ausmaß.

Allemal lässt dieser Umstand die Annahme zu, dass sich die gemeldeten Aids-Fälle und Neuinfektionen auch innerhalb der Gruppe der Homosexuellen nach einem ganz bestimmten Muster verteilen - d.h. die Annahme, dass auch innerhalb dieser Teilpopulation ein unterschiedlich hohes Ansteckungsrisiko bestehe.

Unsere empirische Untersuchung der Gründe für eine solche spezifische Verteilungsstruktur konzentriert sich folglich auf den Versuch, die epidemiologischen Bedingungen auf *intra-* statt auf interkultureller Ebene zu bestimmen. Zu diesem Zweck führten wir themenzentrierte, narrative Interviews mit 111 homo- und bisexuellen Männern durch. Dabei ging es uns um die Beschreibung und Interpretation von *sozialen Einflussgrößen* in Bezug auf die HIV-spezifische Suszeptibilität der homosexuellen Population. Mit der nun vorliegenden Analyse möchten wir einen Beitrag zur *Differenzierung* des bislang recht unspezifisch erfassten Infektionsrisikos leisten.

Differenzierung setzt Vergleich voraus. Als Vergleichsgrundlage dienten uns nicht oberflächliche Formen von Sexual*verhalten und -praktiken*, sondern die *komplexen sexuellen Handlungsmuster* der befragten infizierten und nicht-infizierten Männer.

Unsere Fragestellung setzt sich damit bewusst von dem in Forschung und Praxis bis dato gängigen Risikofaktoren-Modell ab. Hierin werden letztlich ausschließlich biologische sowie auf menschliches Verhalten abzielende, rein äußerliche Faktoren als Krankheitsdeterminanten benannt. Eine Infektion gilt demnach als individuelles Ereignis, als Unglück, das jemanden zufällig trifft bzw. durch Schutzmaßnahmen hätte vermieden werden können. Der hohe Anteil der Neuinfektionen unter Homosexuellen wird durch die lange Inkubationszeit bei anfänglichem Nicht-Wissen um die Infektionswege erklärt.

Angesichts der *anhaltend* hohen Beteiligung der homosexuellen Population an HIV-Inzidenz und -Prävalenz (i.e. Neuinfektionsziffern und kumulativer Bestand) überzeugt ein solcher Ansatz jedoch immer weniger. Sicher zählen riskante Verhaltensweisen zu den notwendigen *Bedingungen* von HIV-Infektionen. Deren (um ein Ergebnis unserer Studie vorwegzunehmen: statistisch schiefe) *Verteilungstruktur* indessen vermögen sie keineswegs *hinreichend* zu erklären.

Wir sprechen statt von Risiko- von *soziosexuellen Faktoren* (was zunächst verhältnismäßig abstrakt klingt), weil sich die meisten Männer mit gleichgeschlechtlichen Sexualkontakten weniger in dem unterscheiden, was sie sexuell tun, sondern u. E. vielmehr hinsichtlich der Art und Weise, wie sie sich trotz der gesellschaftlich widrigen Umstände im Handlungsfeld ‚Intimität' zurechtfinden.[2] Deshalb richten wir unseren Blick nicht auf die subjektive Wahrnehmung von Aids-Risiken, sondern auf die subjektive Wahrnehmung der homosexuellen Lebensverhältnisse. Und deshalb wollen wir nicht das infektionsriskante Verhalten, sondern allein die sozialen und strukturellen Rahmenbedingungen, in denen sich homosexuelle Männer verhalten, zum Aids-Risiko in Bezug setzen (siehe hierzu auch unsere ersten Veröffentlichungen: Hutter und Koch 1994 sowie Lautmann, Hutter und Koch 1993).

---

[2] Auch negativ getestete Männer berichteten uns von riskanten Sexualkontakten - teilweise gar mit infizierten Partnern: ein weiteres Indiz dafür, dass Unterscheidungsmerkmale wie Kondombenutzungsfrequenz etc. nicht sehr tauglich sind.

Im folgenden Abschnitt entwickeln wir zunächst die sozialepidemiologische Fragestellung, aus der sich zwei zentrale forschungsleitende Thesen ableiten lassen. Danach explizieren wir unser begriffliches und konzeptionelles Instrumentarium anhand der einschlägigen sozialwissenschaftlichen Literatur.

Konzeption einer Infektionskrankheit

Bei der Frage nach den sozialen Ursachen des Immunschwächesyndroms begibt man sich auf ein Gebiet, in dem die Sozialwissenschaften wenig zu leisten imstande scheinen, weil es vorderhand um relativ stabile biologische Einheiten wie Viren geht. Die empirisch-sozialwissenschaftliche Forschung kann denn auch gerade noch auf die historischen Wissensbestände der Sozialmedizin und -hygiene zurückgreifen sowie auf die aktuellen sozialmedizinischen und epidemiologischen Befunde zur Bedeutung psycho-sozialer Faktoren für die Genese chronischer bzw. chronisch-degenerativer Erkrankungen.

Die sozialhygienischen und -medizinischen Erkenntnisse über Typhus, Tuberkulose sowie venerische Erkrankungen verweisen auf das theoretische Fundament einer sozialen Erforschung der Verteilungsverhältnisse von Krankheit (Teleky u.a. 1926; Haustein 1926; Hueppe 1912). Damals wie heute ging es um das Studium der Einflüsse der »gesellschaftlichen Vorgänge auf die Gesundheit der gesamten Bevölkerung und ihrer einzelnen Gruppen« (Gottstein 1907, S. 3). Bereits der Mediziner Rudolf Virchow hatte Mitte des 19. Jahrhunderts die These vertreten, dass der Mangel an sich zwar noch keinen Typhus erzeuge, den potenziellen Wirt jedoch darauf vorbereite, »den Keim der Krankheit in sich aufzunehmen und sich entwickeln zu lassen« (Virchow 1868, S. 49). Natur- und sozialwissenschaftlich definierte Mechanismen der Verursachung von Krankheit haben M. Mosse und G. Tugendreich 1913 unter der Formulierung »Soziale Ätiologie der Krankheiten« zu einem Krankheitskonzept zusammengefasst, welches nicht nur kurative Problemlösungen der mikrobiellen Art vorsieht, sondern auch präventive Maßnahmen auf unterschiedlichen Ebenen vorschlägt, und zwar sowohl hinsichtlich individueller Verhaltensweisen als auch bezüglich sozialer Lebens- und Arbeitsbedingungen.

Das Beispiel Tuberkulose illustriert stellvertretend für andere Infektionskrankheiten (also auch für Aids) die Insuffizienz biologisch-ätiologischer Erklärungsmodelle für eine angemessene Bekämpfungsstrategie. »Obwohl also der Bacillus auf der biologisch-medizinischen Ebene die Ursache der Tuberkulose ist, ist er praktisch-historisch kaum für das massenhafte Auftreten der Krankheit verantwortlich gewesen« (Borgers 1981, S. 30; so auch Sparer 1956).

Der relativ neue Forschungszweig der Psychovenerologie schließt gewissermaßen an die Intentionen der traditionellen Sozialmedizin an, insofern er die psychosozialen Faktoren in der Verbreitung sexuell übertragbarer Krankheiten analysiert. Inspiriert durch Untersuchungen zum Einfluss verinnerlichter homophober Reaktionen und heterosexueller Normen auf den Gesundheitszustand homosexueller Männer (Ross 1978), wurden Modelle entwickelt, die das Infektionsrisiko in Abhängigkeit von psychologischen Variablen definieren. Nicht die Partnerzahl oder bestimmte Sexualpraktiken disponieren zum Erwerb einer venerischen Erkrankung, sondern ‚psychologische Profile', die beispielsweise den Geschlechtsrollentypus (cult masculinity), die religiöse Bindung oder Beziehung zum Vater beinhalten (Ross 1984 und 1986).

Auch ein weiterer Forschungsbestand kann heuristisch auf die Epidemiologie von Aids übertragen werden, obwohl er sich auf nichtinfektiöse Erkrankungen bezieht. Sozialepidemiologie, Sozialmedizin, klinische Psychologie oder Psychosomatik haben, komplementär zur Schulmedizin, entscheidende Beiträge zum Erkenntnisfortschritt im Bereich der Genese chronischer bzw. chronisch-degenerativer Erkrankungen geleistet. In vielen sozialepidemiologischen Untersuchungen ist beispielsweise immer wieder auf den Zusammenhang von ‚sozialer Lage', ‚sozialer Schicht' oder ‚sozialer Isolierung' auf Erkrankungshäufigkeit bzw. Sterblichkeit hingewiesen worden (Abholz 1976; Hollingshead/Redlich 1958). ,Grobschlächtigkeit' und ,Übersimplifizierung' dieser sozialen Variablen haben bislang verhindert, die Krankheitsverteilung besser zu prognostizieren. Der Verfeinerung etwaiger undifferenzierter pathogener Belastungskonzepte dient der in der Medizinsoziologie gebräuchliche ,Life-Event'-Ansatz.

> J. Siegrist und K. Dittmann präzisieren den Anspruch der Lebensereignis-Forschung wie folgt: Es gehe darum, »die biografisch-zeitliche Dynamik von Belastungserfahrungen« (1981, S. 132) mit dem Ausbruch bestimmter Krankheiten in Beziehung zu setzen. An die Stelle globaler Konstrukte wie ,soziale Schicht' treten nunmehr soziale (chronische) Belastungskonfigurationen, deren Zwangscharakter bzw. pathogenes Potenzial in retro- bzw. prospektiven Studien empirisch nachgewiesen werden kann. Dabei erhält die sog. ,Exposition' eine kausale Bedeutung für die Krankheitsentstehung: Bestimmte lebensverändernde Ereignisse bei bestimmten Personen - freilich in Abhängigkeit der individuellen und sozialen Bewältigungsmöglichkeiten - können zu einer psychophysischen Labilisierung führen, in deren Folge, bei entsprechender Vorschädigung, Krankheit entstehen kann. Dieses Grundprinzip ist zur Erklärung von koronaren Herzkrankheiten herangezogen worden (Siegrist 1977; ders. 1980; Siegrist u.a. 1980 a; Siegrist, Halhuber 1981; für Krebs: Grossarth-Maticek 1979; ders. 1979a).

Solche Erkenntnisse aus Sozialepidemiologie und -medizin etc. zu anderen Krankheiten haben im Hinblick auf Aids erstaunlicherweise kaum Anwendung erfahren.

Alle bisher vorliegenden Untersuchungen leiden unter dem schwer wiegenden Mangel, dass sie weder in eine theoretische Fragestellung eingebunden sind, noch auch nur ihr theoretisches Vorverständnis explizieren; der Sprung von der deskriptiv-quantitativen Ebene in einen empirisch relevanten Erklärungszusammenhang von sozialen Einflussgrößen, konkreten Verhaltensweisen und HIV-spezifischer Suszeptibilität wird gar nicht erst versucht.

Die sozialwissenschaftliche Reflexion entzündet sich bislang vor allem an den Folgen von Aids: ob sich das Sexualverhalten in präventiv relevanter Weise ändere (hier besonders Dannecker 1990, S. 85-95; Bochow 1989, S. 35-41; ders. 1993, S. 51ff.; ders. 1994, S. 35-78), wie repressive Kontrollen einzuschätzen seien und was historische Vergleiche mit früheren Epidemien lehren (Pollak 1987; Rühmann 1989; Göckenjan 1988).

Das allgemeine Erkenntnisinteresse reduziert sich meist auf statistische Aussagen über Korrelationen zwischen bestimmten personalen/sozialen Merkmalen und die Häufigkeit bestimmter Verhaltensweisen; manchmal werden auch die motivationalen Grundlagen des Verhaltens exploriert. Brauchbare Erkenntnisse, die die Erwerbsbedingungen der HIV-Infektion betreffen, lassen sich daraus nicht ableiten.

Eine dezidiert sozialepidemiologische Fragestellung hingegen muss genau daran, muss an theoretisch begründeten Aussagen über den Einfluss von sozialen Vorgängen beim Zustandekommen dieser Suszeptibilität interessiert sein. Die Zielvariable sollte dabei - wie bereits ausgeführt - immer nur die HIV-Infektion bzw. der hohe Anteil homosexueller Männer an der HIV-Epidemie bilden, nicht aber die mit der HIV-Infektion assoziierten riskanten Verhaltensweisen.

Natürlich sind die vorhandenen sozialätiologischen Wissensbestände nicht *ohne weiteres* für den Fall Aids zu nutzen. Sozialwissenschaftlich durchwirkte Krankheitstheorien reflektieren den für westliche Industrienationen typischen Trend innerhalb des Krankheits- und Todesursachenspektrums, wonach die vormals bedeutenden Infektionskrankheiten fast vollständig von den so genannten Zivilisationskrankheiten verdrängt wurden (Lemke/Laaser 1986, S. 216). Aids stellt eine Zäsur dar, die sich nicht dadurch überbrücken lässt, dass man die bewährten sozialätiologischen Modelle der chronischen bzw. chronisch-degenerativen Erkrankungen einfach auf die neue Infektionskrankheit projiziert.

Das klassische Modell infektiöser Krankheiten beinhaltet drei Grundvariablen: Wirt, Agens und Umwelt. »Zu einer Infektion kommt es nur, wenn sich alle drei Variablen zur gleichen Zeit, am gleichen Ort unter spezifischen Bedingungen treffen. Empfänglichkeit des Wirtes, Virulenz und quantitativ hohe Zufuhr des Agens sowie Umweltbedingungen, welche Agens und Wirt zusammenbringen, tragen zum Zustandekommen der Infektion bei« (Pflanz 1973, S. 8). Dass das Verhältnis zwischen Mikroorganismus und Wirt im Falle Aids ebenfalls durch eine Beziehung zur umgebenden Umwelt bestimmt ist, wird in der Literatur nicht bestritten. Das Problem besteht in der Art und Weise, wie diese Beziehung und die Variable Umwelt gewöhnlich konzipiert werden. Indem die Beziehung Mikroorganismus-Wirt-Umwelt als ausschließlich biologisch beschreibbar ausgelegt wird, entstehen bei der Konzeptualisierung präventiver Strategien systematisch Problemverkürzungen: Sie erschöpfen sich in der Propagierung von Kondomen und Safersex-Normen. Der Rekurs auf sexuelles Verhalten allein bei Verzicht auf ‚andere' Sozialfaktoren verhindert jedoch eine angemessene Klärung der populationsbezogenen HIV-spezifischen Suszeptibilität – und damit Chancen einer sozialen bzw. strukturellen Prävention.

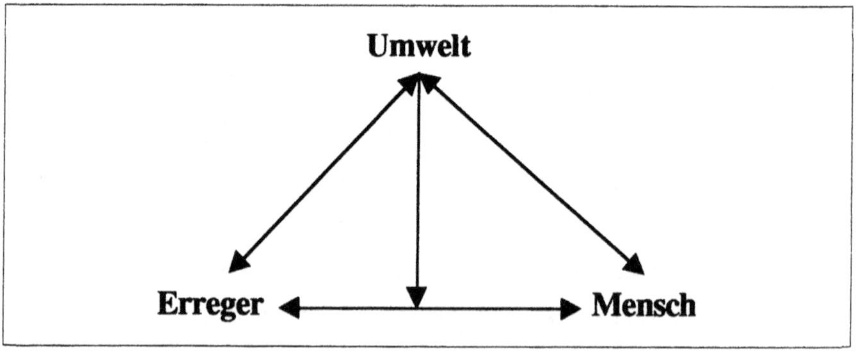

Abbildung 1: Modell infektiöser Krankheiten nach Pflanz

Ein sozialepidemiologisches Modell hingegen muss infektionsrelevante Lebensbedingungen des homosexuellen Kollektivs, auf die es in der einen oder anderen Weise reagiert, isolieren. Die Variable ‚Umwelt' erhält im Grunde erst unter epidemiologischem Blickwinkel ihre volle, über Verhaltensweisen hinausgehende lebensweltliche Bedeutung - also, komplementär zum viralen Agens, ihre Bedeutung als weitere »Ursache« für die HIV-Inzidenz und Prävalenz in einer homosexuellen Population.

Um das biologische Faktum ‚Infektion' für unsere sozialepidemiologische Untersuchung operationalisieren zu können - schließlich stellt es das Scharnier zwischen Negativ-Bleiben und Positiv-Werden dar -, führen wir den zunächst paradox anmutenden Begriff der *Infektionsgenese* ein - paradox, weil einem ‚kontingenten' Ereignis sprachlogisch kein regelgeleiteter Bedingungszusammenhang unterstellt werden kann.

Infektionsgenese und *Suszeptibilität* sind die Grundbegriffe einer Sozialen Epidemiologie (*virales Agens* und *Infektion* diejenigen einer biomedizinischen Ätiologie). Sie stehen für den Versuch, jene Verkürzungen aufzulösen, wie sie sich aus dem Gebrauch des herkömmlichen Risikofaktoren-Modells ergeben. Das Verhältnis Erreger/Wirt wird auch im Fall von Aids kontinuierlich durch eine disponierende Umwelt mitbestimmt - eine Umwelt, die in Form sozialer Determinanten beschrieben werden kann. Die Begriffe Infektionsgenese und Suszeptibilität also stehen für den Versuch, das Geschehen vor der Infektion als stochastischen Prozess zu konzipieren. In diesem Sinne kann von einem ‚Werden' der HIV-Epidemie gesprochen werden. Diesbezügliche Faktoren determinieren nicht den Serostatus eines Individuums, wohl aber bedingen sie die HIV-spezifische Empfindlichkeit einer bestimmten Population.

»Wenn ein Lebewesen auf eine Verletzung, auf Befall durch Parasiten oder auf eine Funktionsstörung mit Krankheit reagiert, so zeugt dies nur von dem grundsätzlicheren Tatbestand, dass das Leben den Bedingungen gegenüber, unter denen es möglich ist, nicht indifferent bleibt, dass es vielmehr eine Polarität und damit eine unbewusste Wertsetzung enthält, mit anderen Worten, dass das Leben letztlich eine normative Aktivität ist« (Canguilhem 1974, 82). In medizinischer Begrifflichkeit Aids als Ergebnis einer irgendwie zielgerichteten biologischen Normativität zu beschreiben erschiene natürlich absurd. Für die Medizin, die dem vitalen Bedürfnis nach Heilung nachzukommen hat, ist Aids nichts als die Folge einer HIV-Infektion. Einer Sozialen Epidemiologie hingegen, der es auf eine bessere Einsicht in die Krankheitsbedingungen und Verteilungsverhältnisse ankommt, erscheint Aids als eine Folge von gesellschaftlich bedingten Lebensverhältnissen. Dafür, dass hier weder ein logischer noch ein ideologischer Widerspruch zum biologischen Verursachungsmodell vorliegt, hält Canguilhems Diktum den entscheidenden, wissenschaftstheoretisch bedeutsamen Hinweis bereit: Das, worauf ein Lebewesen mit Krankheit reagiert, sind *auch* Lebensbedingungen. Ersetzt man analogisch ‚Lebewesen' durch eine genau definierte Population sowie ‚Krankheit' durch HIV-Infektion, lässt sich in Anlehnung an Canguilhem der hohe Anteil homosexueller Männer an der HIV-Epidemie legitimerweise als eine spezifische Reaktion des homosexuellen Lebens auf die Bedingungen interpretieren, unter denen es möglich ist.

Wiederum analog zu den ‚Wertsetzungen' des biologischen Lebens (auf Grund von Lebensumständen, wie sie aus einer bestimmten gesellschaftlichen Verfassung herrühren) erstreckt sich das Prinzip der Soziogenese auch auf die *sozialen* Wertsetzungen. Die vielfältigen homosexuellen Formen des Widerstands und der Anpassung lassen sich ohne Rekurs auf den gesellschaftlichen Druck, der von Strafandrohung bis zur alltäglichen sozialen Diskriminierung reicht, nicht verstehen; so wenig übrigens wie die vielfältigen Ausprägungen homosexueller Lebensstile und Beziehungsideale. Auch diese bilden eine Reaktion auf die gesellschaftliche Norm, wonach Sexualität und Intimität nur in heterosexuellen Beziehungen statthaft sei.

Aus unserer bis hierher entwickelten theoretischen Konzeption der Infektionskrankheit lässt sich nunmehr die folgende allgemeine forschungsleitende Annahme ableiten:

- Zwischen den sozialen Umweltbedingungen, die für homosexuelle Männer in unserer Kultur maßgeblich sind, und deren hoher Beteiligung an der HIV-Inzidenz bzw. Prävalenz besteht ein funktionaler Zusammenhang.

Forschungsleitende Thesen

Als gemeinsamer Nenner von Aids und Homosexualität gilt gemeinhin das Sexuelle. Es scheint das einzig Spezifische an der Homosexualität und somit auf ‚natürliche' Weise mit einer sexuell übertragbaren Krankheit assoziiert zu sein. Doch nicht das Sexuelle selbst, sondern der entwicklungsgeschichtliche Prozess - individuell wie kollektiv -, in dem es geprägt und vom Homosexuellen gelebt wird, bildet den hypothetischen Hintergrund für die Bestimmung der Determinanten einer populationsbezogenen Suszeptibilität.

Dieser Prozess mündet für jeden homosexuell fühlenden Menschen in eine Auseinandersetzung mit der Gesellschaft. Denn diese ist es, welche die körperlich-biologisch-genitalen Tatsachen mit Bedeutsamkeiten auflädt und Weisungen ausspricht. Wer als Mann mit einem Mann Sex hat und das nicht bloß vorübergehend, der begibt sich in eine Sozialkategorie, deren Mitglieder weit mehr miteinander teilen als die Tatsache des gleichgeschlechtlichen Verhaltens.

Für jeden Menschen kann eine Sexualbiografie geschrieben werden, die sein Leben von der Geburt bis zum Tode umfasst. Zu keinem Zeitpunkt des Lebenslaufs ist das Sexuelle nonexistent, auch wenn es sich erst entwickelt (aus autoerotischen Anfängen), auch wenn vom Erwachsenen Verzicht geleistet wird (etwa im Zölibat, und dann erst recht), auch wenn seine Prominenz früher oder später nachlässt. Schon für Heterosexuelle bedeutet dies einen hürdenreichen Prozess: Die Wege zur Lust mit PartnerInnen sind mit Risiken gepflastert.

Der homosexuell fühlende Mensch durchläuft neben der allgemein-sexuellen Sozialisation eine Sonderentwicklung, innerhalb deren sich seine Disposition auf Angehörige des gleichen Geschlechts allmählich verfestigt (die Phase des »Prä-Coming-out« - bislang kaum erforscht) und ihm selbst sowie seinen Bezugspersonen zum Bewusstsein gelangt. Zu entdecken, dass die Triebbedürfnisse vom Normalen abweichen, stellt hohe Anforderungen an Aufrichtigkeit, Mut und Ich-Stärke. Der heterosexuelle Mensch bleibt im Konsens mit mächtigen Strömungen seiner Kultur; zahllose und vielschichtige Signale weisen ihm den Weg zum anderen Geschlecht. Er selbst und die ihm nahe Stehenden freuen sich über jeden erfolgreichen Schritt zur liebesfähigen und triebaktiven Person. Ja, zur vollgültigen Identität als Mann gehört (heute) wie selbstverständlich das Begehren gegenüber Frauen hinzu. Die Geschlechtsrichtigkeit des (als Typus immer heterosexuell gedachten Mannes) wird erst durch die normalen Triebregungen konfirmiert.

Die hierfür vorgesehenen Praktiken werden auch an diejenigen Menschen vermittelt, deren Persönlichkeit, aus welchen Gründen immer, dafür gar nicht eingerichtet ist. Fast ausnahmslos erhalten sie keinerlei Ermutigung, wie sie anders fühlen und leben könnten. Der Zweifel, den kulturellen Selbstverständlichkeiten des Mannseins nicht entsprechen zu können, trifft sie an einer Wurzel ihrer Identität. Ihr Anderssein entfremdet sie von allen anderen Menschen, die sie bis dahin kennen- und schätzen gelernt haben (Verwandte wie Freunde).[3] Dass sie nicht allein sind, dass auch für sie die Zugehörigkeit zu einer Gruppierung vorgesehen ist, das entdecken sie erst später, zumal der homosexuelle Bevölkerungsteil anfänglich als schlecht und gefährlich erscheint. Die heutige Jugendsprache weiß über den Negativstatus »Schwuli« bereits Bescheid. Überall möchte der werdende Homosexuelle hingehören, nur nicht dorthin.

Gewiss hat sich die Dramatik des Homosexuellseins in den letzen Jahrzehnten entspannt. Auch hat sich der Zeitraum der Selbstfindung verkürzt. Verschwunden ist die Homophobie indessen nicht. Der Hass auf das Andere, die Angst vor dem Fremden prägt nach wie vor die Tiefenschicht des zwischenmenschlichen Umgangs. Diese ablehnenden Tendenzen sitzen in jedem, zunächst auch in denen, die sich später vielleicht schwul nennen werden. Eine hohe Schwelle ist zu überwinden, bevor ein Mensch den Schritt bewältigt, aus der fraglos gegebenen Mehrheit herauszutreten und sich an den Rand zu stellen.

---

[3] Für Einzelheiten der Sonderrolle von Eltern homosexueller Söhne vgl. Lautmann 1995a + b, wo überwiegend mit denselben Daten gearbeitet wird, die auch diesem Buch zu Grunde liegen.

Die Auseinandersetzung damit beinhaltet immer auch die Möglichkeit des Scheiterns. Die Entwicklung homosexueller Intimitäts- und Beziehungsmuster hängt demnach ganz entscheidend davon ab, wie erfolgreich ein Mann das gesellschaftliche Stigma handhabt. Dieser Konflikt bietet die Grundlage unserer vorerst noch recht tentativ formulierten Thesen, die sich theoretisch an den Begriffen des *Stigma-Managements* und des *sexuellen Handlungsstils* orientieren. Diese Hypothesen sollen uns bei der Interpretation von Daten in die Lage versetzen, den Zusammenhang zwischen Stigmaerfahrung, -antizipation und/oder -verinnerlichung sowie bestimmten Ausdrucksformen geschlechtlicher Intimität zu beleuchten - und schließlich die Relevanz dieses Zusammenhanges für erhöhtes Infektionsrisiko zu verdeutlichen. Sie lauten ganz allgemein:

- Das Stigma-Management der HIV-infizierten Männer befähigt im Vergleich zu demjenigen nichtinfizierter Männer weniger dazu, ausgrenzende und diskriminierende Umweltreaktionen abzuwenden.
- Der sexuelle Handlungsstil der HIV-infizierten Männer ist insgesamt widersprüchlicher und fremdbestimmter ausgeprägt als derjenige nichtinfizierter Männer.

Den Begriff des *Stigma-Managements* hat Erving Goffman in seinem bekannten, auch bei uns viel gelesenen Buch (1963, dt. 1967) eingeführt. Das Konzept zielt auf die Art und Weise, wie ein Individuum seinen Interaktionspartnern gegenüber die Tatsache behandelt, selber sozial diskreditiert zu sein. Homosexualität bildet geradezu ein Schlüsselbeispiel für das Studium zentraler »Techniken der Bewältigung beschädigter Identität«, wie Goffman sein Buch im Untertitel benannte. Wenn jemand sich dauerhaft damit einrichten muss, in der grundlegenden Identitätsdimension der Geschlechtsrichtigkeit auszufallen, dann ist dessen gesamte Geschicklichkeit im sozialen Umfang gefordert. (Von einer anderen Warte aus ließe sich sagen, dass am Exempel des stigmabeladenen Individuums das gesamte Repertoire zwischenmenschlicher Umgangsformen sichtbar gemacht werden kann - als Kehrseite der Normalität.)

Interaktionspartner suchen prinzipiell untereinander die identitätsstiftenden Merkmale des jeweiligen Gegenüber in Erfahrung zu bringen, um reibungslos kommunizieren zu können. Sie müssen wissen, mit jemandem welchen Geschlechts, welcher Generation, Ethnie usw. sie zu tun haben, um die passenden Handlungsroutinen in Gang zu setzen. Nicht Neugier steht dahinter, sondern das Regelwerk der Konversation, der Höflichkeit usf. - also die Strukturen der alltäglichen Interaktion. Ein Homosexueller darf immer vermuten, dass sein Sosein für situationsrelevant gehalten wird. Wie wird er diese Information übermitteln oder unterdrücken? Und wenn das Sosein mit oder ohne seinen Willen offenbar wird, wie wird er den zu befürchtenden Negativeffekt überspielen oder kompensieren? Immer geht es dabei um die Frage, inwieweit es den Homosexuellen gelingt, die diskreditierende Wirkung des Stigmas, die immer noch sehr extensiv ist, zu minimieren. Die hierzu benutzten Techniken, der eingesetzte Aufwand, die erzielten Erfolge prägen die Lebensqualität - und möglicherweise die Krankheitsanfälligkeit des Betroffenen (vgl. hierzu insbesondere Gagnon 1977; ders. 1989; ders. 1990, Gagnon und Simon 1973; Ortner und Whitehead 1981; Gerhards 1989; Straver 1985).

Unter dem Begriff des *sexuellen Handlungsstils* verstehen wir den gesamten Bereich der intimen Kommunikation, also von der sexuell basierten Beziehung bis hin zur personalen Bindung. Unsere Vorstellung vom sexuellen Geschehen und seinen Abläufen muss sich für viele Spielarten öffnen können. Immer noch grassiert ein biologistisches Vorverständnis - dem innerhalb der seriösen Biologie explizit widersprochen wird -, wonach die Triebdynamik von konstitutionellen Programmen und instinktmäßigen Imperativen bestimmt sei. Das genetische Diktat der Evolution oder die zyklische Ausschüttung von Hormonen scheinen dann mehr für die Sexualpraxis zu besagen als psychosoziale Faktoren. Früher pflegte man gerne Diskussionen über Anlage/Umwelt, Natur/Kultur und dgl. in Stile des Entweder-Oder. Heute denkt die Sexualwissenschaft in einem biopsychosozialen Gesamtmodell, innerhalb dessen die pluralen Einflüsse gleichberechtigt und verschieden ansetzend nebeneinander zur Geltung kommen. Überholt sind der Biologismus des 19. Jahrhunderts und der Soziologismus der Siebzigerjahre des 20. Jahrhunderts gleichermaßen.

Um die Infektionsgenese von HIV/Aids für die sexuelle Übertragungsvariante beschreiben zu können, müssen einerseits Körpertatsachen erfasst werden (Übergang viraler Körperflüssigkeit durch Ausscheidung beim Sender und Aufnahme beim Empfänger; körperliche Seiten des sexuellen Vorgangs, welche die Übertragung ermöglichen bzw. verhindern). Andererseits ist das sexuelle Handeln in seinen psychosozialen Tatsachen aufzuschlüsseln. Begriffe der beschreibenden Sexualforschung wie Analkoitus, Mundverkehr, mutuelle Masturbation gehören noch zu einem im engeren Sinne biologischen Vokabular, denn sie beschränken sich auf die benutzten Organe der beteiligten Körper. Demgegenüber kommt es in handlungstheoretischer Sicht auf den Stellenwert an, den die Akteure einem äußerlichen Merkmal zumessen, sowie auf die Interpretation, die ihm beigelegt wird. Die soziologische Fragestellung zielt auf die Sinnbezüge und die Formen des Sexualhandelns. Derselbe Griff zum selben Körperteil mit derselben Ejakulation - für verschiedene Handelnde, in verschiedenen Situationen möglicherweise jeweils etwas völlig Anderes. Für die Virusübertragung dürfte der so gesehene sexuelle Handlungsstil nicht belanglos sein.

Wie der Träger eines sexuellen Stigmas mit seiner Sonderposition zurechtkommt, welche Optionen im Bereich Liebe-Erotik-Sexualität er wahrnimmt und für sich verwirklicht, zu welchen Handlungsformen er in mannmännlichen Sexualbegegnungen greift - all das sehen wir als relevant an, wenn die Infektionsgenese und -verteilung von HIV bei homosexuellen Männern zu erklären sind. Die Analyse des Verlustes bzw. des Vorenthaltens von Entwicklungsmöglichkeiten im Bereich der Ich-Identität und der intimen Selbstverwirklichung homosexueller Männer beabsichtigt, die populationsbezogene HIV-spezifische Suszeptibilität besser zu erklären, als die gängige epidemiologische Praxis es vermag, die sich in der Quantifizierung des individuellen Risikos, ermittelt aus der Häufigkeit der Intimkontakte, der Zahl der Partnerwechsel oder der Vorliebe für risikoreiche Sexualpraktiken erschöpft.

3. Kapitel
Zur sexualsoziologischen Begründung

Die Forschungsfragen und ihre theoretische Herleitung haben wir *nicht* bei Beginn des Projekts festgelegt. Das mag manche befremden, aber wir wollten ein hypothesenprüfendes Verfahren vermeiden, mit einem deduktiven Verhältnis zwischen Theorie und Resultat. Dafür müsste man bereits viel wissen oder zu wissen vorgeben - mehr als bei einer neuartigen Fragestellung der Fall sein kann.

Stattdessen sind wir von einem grob umrissenen theoretischen Vorverständnis ausgegangen, welches sich dann in den Interviews und bei deren Auswertung schrittweise verfeinerte, bis sich neue Einsichten ergaben (hypothesengenerierendes Verfahren, mit einem induktiven Verhältnis zwischen Daten und Theorie). Diese oft als zu ‚weich' verschriene, tatsächlich sehr aufwändige Forschungsstrategie wird als ‚Entdeckung von in den Daten begründeter Theorie' bezeichnet (*The Discovery of Grounded Theory*, wie der viel zitierte Buchtitel von B. G. Glaser und A. L. Strauss von 1967 lautet, leider gelegentlich auch als Deckmantel über methodische Schluderei gebreitet). Große Sorgfalt bei den biografischen Interviews und deren Aufbereitung sowie thesenrelevanter Aufbau der Stichprobe (*theoretical sampling*, ein weiteres Stichwort von Glaser und Strauss) waren für uns jederzeit leitende Gesichtspunkte. So wechselte der Blick ständig zwischen dem theoretischen Bezugsrahmen, dem methodischen Vorgehen und den bis dahin erhobenen Biografien hin und her. Allmählich zeichnete sich als Resultat eine Typologie schwuler Existenzweisen ab; die Erhebung wurde so lange fortgesetzt, bis sich in den Augen der Forschungsgruppe die Gestalt der Typologie befestigt hatte (vgl. hierzu Glaser und Strauss 1979 sowie Schatzmann und Strauss 1973).

Auch der begriffliche Rahmen füllte sich nach und nach mit Inhalt, d.h. mit den generalisierbaren Merkmalen, nahe gelegt aus der Gesamtheit der erhobenen Individualbiografien. Detailliert ausgeführt finden Sie das in dem Buch eines Mitautors von uns (Koch-Burghardt 1997, S. 24-79). Dieses und das vorliegende Buch sollten zusammen gelesen werden. Jedenfalls können die weiter unten gebrachte Typik des Schwulseins (Kapitel 4) und die Verteilung der HIV-Infektionen (Kapitel 5) nur dann genau verstanden und nachhaltig kritisiert werden, wenn die soziale Ätiologie von Aids hier und die Rekonstruktion männlich-homosexueller Handlungsstile dort als einheitliche Gesamtaussage zur Kenntnis genommen sind. Im vorliegenden Bande folgen noch einige Stichwörter und schematische Darstellungen, um an die Vertiefung bei Koch-Burghardt (1997) zu erinnern.

Stigma-Management und Identität

Als *Stigma-Management* betrachten wir alle Chancen und Risiken einer emanzipatorischen Lebensbewältigung, wie sie im Zeichen des gesellschaftlichen Deutungs- und Wertungskomplexes Homosexualität bereitstehen. Wie gelingt es einem homosexuellen Individuum, sich reflektiert und selbstbewusst mit gesellschaftlichem Druck auseinander zu setzen? Wird es in Isolation geraten und sich aus sozialen bzw. subkulturellen Bindungen zurückziehen? Die von uns befragten Männer haben zu diesem Thema ausführlich gesprochen, angeregt durch die Eröffnungsfrage des Interviewers. Wir haben die Vielzahl der Äußerungen dimensional geordnet und dadurch eine Liste empirischer Indikatoren erhalten (Abb. 2).

Sexueller Handlungsstil und Biografie

Wenn der HI-Virus auf dem Weg geschlechtlichen Kontakts zum Wirt gelangt, dann muss dessen *sexueller Handlungsstil* aufgeschlüsselt werden. Auch hierfür erschien uns die lebensgeschichtliche Einbettung berücksichtigenswert, wenn nicht gar ausschlaggebend (im Gegensatz zur technisch-mechanischen Betrachtung sexueller Akte). Ein Individuum handelt zwar nicht in immer gleicher Weise, aber auch nicht jedes Mal völlig neu. Im Lebensverlauf erwirbt das Subjekt die Muster für sein sexuelles Handeln, die sich aus seinen Erfahrungen heraus entwickeln, auch weiterentwickeln. Gesellschaftliche Deutungen einerseits, biografische Kodierungen andererseits verknüpfen sich zu Programmen, an denen der Akteur sein Vorgehen orientiert und damit Handlungssicherheit gewinnt. Die Zahl der Dimensionen und Indikatoren, die sich den Interviewtexten entnehmen ließen, ist noch höher als beim Stigma-Management (vgl. Abb. 3).

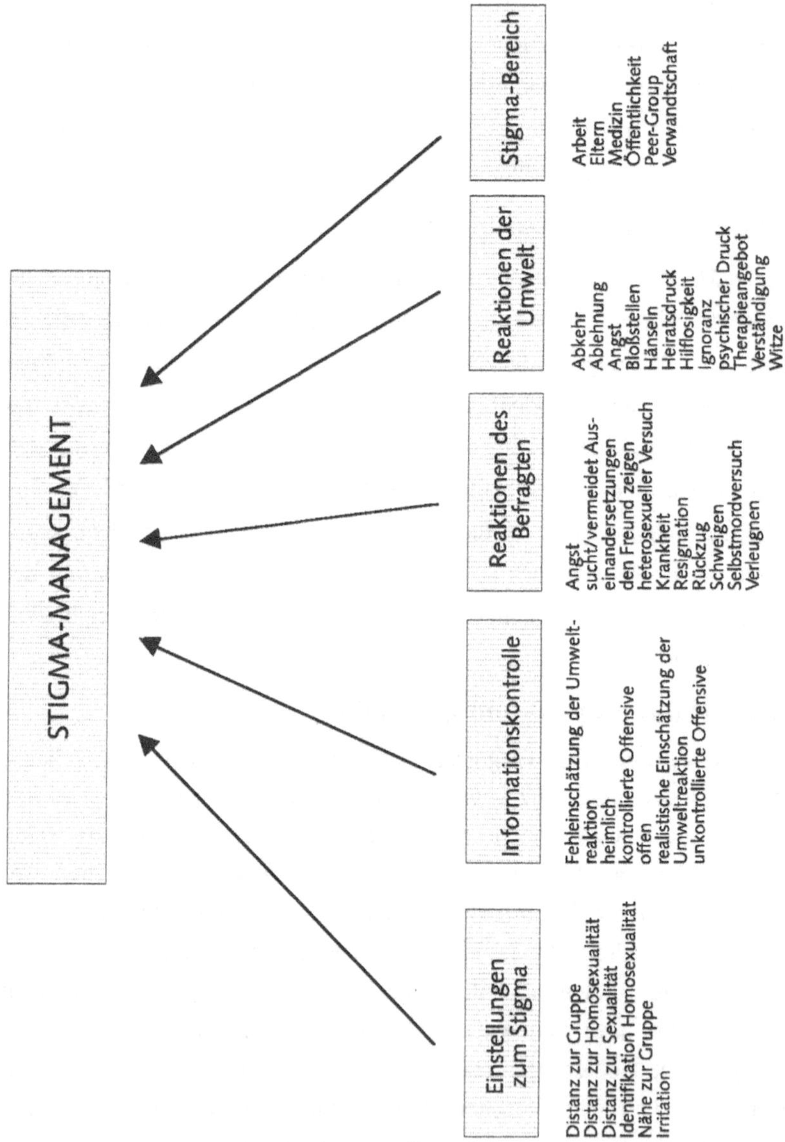

Abbildung 2: Empirische Indikatoren des Konzepts ‚Stigma-Management'

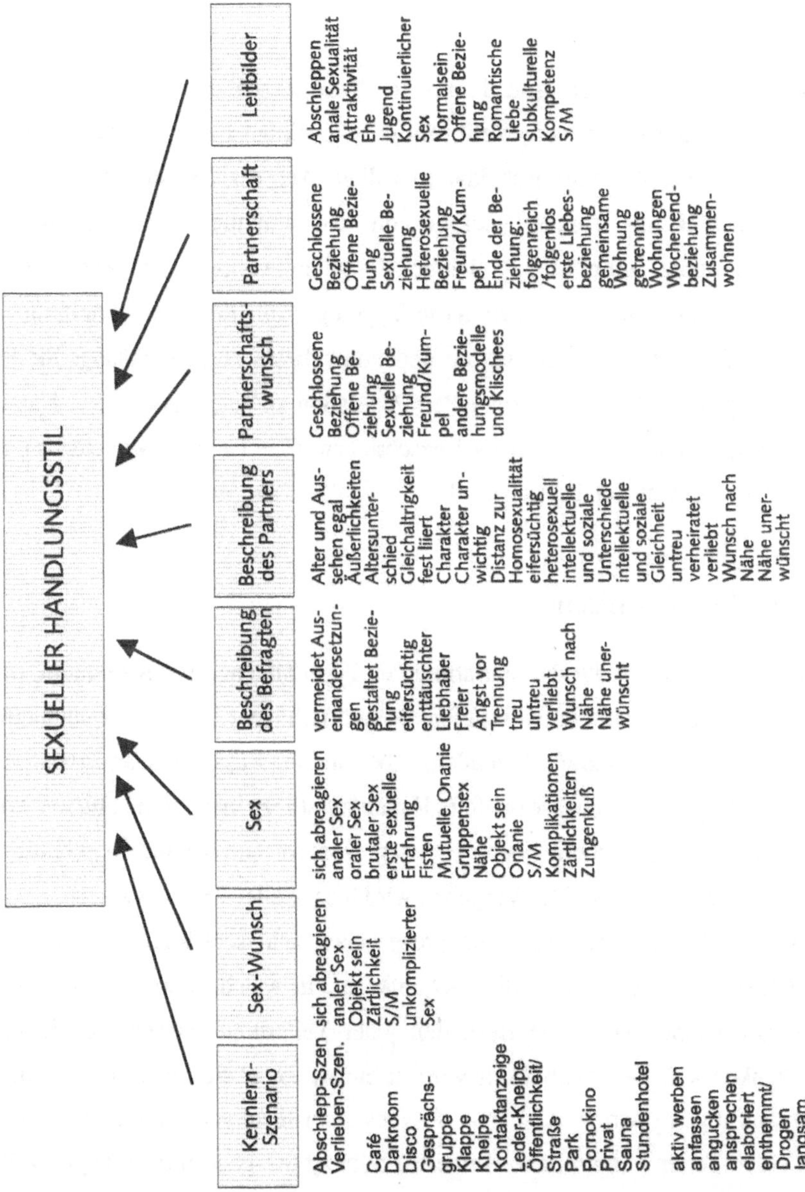

Abbildung 3: Empirische Indikatoren des Konzepts ‚Sexueller Handlungsstil'

4. Kapitel

Ergebnisse

Wir haben nun einige sozialmedizinische Voraussetzungen geklärt und unsere begriffliche Konzeption vorgestellt, mit der wir einige Bezüge zwischen Aids und Homosexualität empirisch klären wollen. Aus der Gesamtzahl von 111 Fällen entwickeln wir eine Typologie, die den strukturellen Zusammenhang von Identität und Intimität mit Blick auf das gesamte untersuchte Feld sichtbar macht. Anschließend setzen wir diese Typologie mit der HIV-Verteilung in unserer Stichprobe in Bezug, um die Bedeutung dieses Zusammenhangs für die HIV-Suszeptibilität der homosexuellen Population zu untermauern. Die Untersuchungsmethode wird in Anhang I beschrieben. Eine Gesamtübersicht zu den Befragten befindet sich in Anhang II.

Typik des Schwulseins

Einführend erläutern wir das Verfahren der Typenbildung, das es gestattet, die Vielfalt der Einzelfälle zu strukturieren. Natürlich steht jedes Individuum für sich, verläuft jede Biografie besonders. Aber um den Zusammenhang zwischen Stigma-Management und sexuellem Handlungsstil zu begreifen, müssen wir uns auf eine allgemeinere Ebene begeben, von wo aus wir die Regelmäßigkeiten erkennen können. Das Vorgehen wird hier in aller Kürze erläutert.

Bei der Analyse der Gesamtstichprobe haben sich sechs Kategorien herauskristallisiert, gewissermaßen die ‚Schubladen', in welche jeweils eine Reihe von Fällen hineinpasst. Die Befragten jeder Teilgruppe weisen eine innere Ähnlichkeit auf. Die Ähnlichkeit wird offenbar, wenn die einzelne Biografie mit dem allgemeinen Muster, dem so genannten Idealtypus, verglichen wird, den sie in Teilen verwirklicht. Keine Einzelbiografie geht in dem Typus vollständig auf; es bleiben mehr oder weniger große Bereiche, die nur dem Individualfall zu Eigen sind (vgl. hierzu Gerhards 1989; Giegel, Frank und Billerbeck 1988; Haupert 1991; Reichertz 1990).

Einzelne Aussagen unserer Interviewpartner *illustrieren* das jeweilige Typenmuster. Sie erfassen logischerweise nicht mehr alle spezifischen Merkmale der Einzelfälle, wohl aber alle im Feld vorhandenen *wesentlichen Unterschiede* hinsichtlich der für die Untersuchung relevanten Merkmalsausprägungen. Das Verfahren der Typenbildung ist im Grunde eine differenziertere und systematischere Form des alltäglichen Stereotypisierens. Es ist der »Versuch, auf Grund des jeweiligen Standes unseres Wissens und der uns jeweils zur Verfügung stehenden begrifflichen Gebilde, Ordnung in das Chaos derjenigen Tatsachen zu bringen, welche wir in den Kreis unseres Interesses jeweils einbezogen haben« (Weber 1973, S. 207). So wahr es mindestens so viele Ausdrucksformen des Stigma-Managements und des sexuellen Handlungsstils gibt wie Homosexuelle, als so sicher dürfte gelten, dass sich individuelle Ausprägungen im Verhältnis von Identität und Intimität ähneln - schon deshalb, weil sich deren soziale Bedingungen gleichen. Anders ausgedrückt existieren zwar mannigfache Möglichkeiten, auf stigmatische Restriktionen zu reagieren - nicht aber beliebig viele, Homosexualität in einen als sinnvoll erlebten Handlungszusammenhang zu integrieren.

Beim offenen Interviewverfahren fungierten und funktionierten die zentralen Dimensionen Stigma-Management und sexueller Handlungsstil als grobe Organisationsprinzipien; schon für die Einzelfallanalyse - mit Blick auf die Typenbildung - entwickelten wir jedoch ein präziseres Raster, um eine systematischere Vergleichsgrundlage zu Gewähr leisten. Die idealtypischen Bezugspunkte beim Stigma-Management wurden so spezifiziert:

- *Identitätskonzept:* Dabei geht es allgemein um das Problem der Sicherung von Identität unter restriktiven, stigmatisierenden Lebensbedingungen. Mit Bezug auf Goffmans Identitätstypologie gehen wir der Frage nach, ob bzw. wie ein Interviewpartner seine persönliche Identität als Homosexueller bezeugt, wie er sich mit der entsprechenden sozialen Identität arrangiert und schließlich, inwieweit empfundene Identität erlangt wird. Dazu haben wir wissen wollen, wie etwaige Identitätsinkonsistenzen gehandhabt werden, vor welchem Sinnhorizont die eigene homosexuelle Praxis gedeutet, in welchem Maß das sexuell definierte Stigma wahrgenommen und welche Bedeutung diesem beigemessen wird.

- *Informationssteuerung:* Unter diesem Aspekt beleuchten wir sowohl Motive als auch Techniken der Eröffnung bzw. Verheimlichung, d.h. Kontrollstrategien hinsichtlich der diskreditierbaren Informationen über die sexuelle Andersartigkeit. Darauf zielen Fragen wie: Eröffnet sich der Betreffende situationsabhängig oder prinzipiell? Antizipiert er mögliche negative Reaktionen seiner Umgebung? Verheimlicht er die diskreditierbare Information effektiv? Wie reagiert er in schwierigen, kompromittierenden Situationen?

Für den sexuellen Handlungsstil boten sich ebenfalls zwei idealtypische Aspekte an:

- *Handlungsorientierungen in der intimen Interaktion:* Wir wollten erfahren, über welche normativen Standards hinsichtlich der Strukturierung und Deutung sexueller Interaktionen der Befragte verfügt. Solche Standards können Idealformen angemessenen Verhaltens innerhalb der homosexuellen Subkultur enthalten, aber auch übergreifende Deutungsmuster, die Auskunft darüber geben, in welchen Sinnkontext (Liebe, Freundschaft, Lust etc.) intime Interaktionen eingebettet sind. Wichtig erscheint hier die Herkunft (sub)kultureller Leitbilder sowie deren Verbindlichkeit für individuelle Intimitätsmuster.

- *Sexualität und Partnerschaft:* Unter diesem Gesichtspunkt analysieren wir Kennenlern-Szenarien (z.B. Abschlepp- oder Verliebens-Szenarien) und beschreiben Modalitäten der erotisch-sexuellen Kontaktaufnahme. Bedeutsam sind dabei die Handlungsabläufe im gesamten Bereich der intimen Kommunikation - von der ausschließlich sexuell basierten Beziehung bis hin zu einer personalen Bindung.

Bei der Darstellung unserer Resultate in den folgenden Abschnitten verfahren wir so: Wir illustrieren die jeweilige abstrakte Beschreibung eines Typus mit einzelnen O-Tönen der Befragten hinsichtlich der Dimensionen Stigma-Management und sexueller Handlungsstil sowie deren Zusammenhang. Die Auswahl der Textbeispiele geschah fast beliebig; es hätten durchaus auch andere sein können. Zudem finden sich eine Reihe hier nicht näher aufgeführter Fallbeispiele in dem Buch des Mitautors Koch-Burghardt (1997). Die im Einzelnen dargestellten Strukturmerkmale bringen den jeweiligen Typus zur Erscheinung und unterscheiden sich deutlich von den Auffälligkeiten bei anderen Typen.

Typus A: gliedschwul

Identitätskonzept

Wir haben den ersten Typus die *Gliedschwulen* genannt, da sich die betreffenden Männer durch ein auf Sexualität reduziertes Selbstbild auszeichnen. Dabei dokumentieren sie auf verschiedene Art und Weise eine große kognitive und emotive Distanz zu ihrem Homosexuellsein.

Ein Teil der Männer bringt diese Vorbehalte zum Ausdruck, indem er die Zugehörigkeit zur Sozialkategorie der Homosexuellen abstreitet. In diesem Fall deutet er die eigenen sexuellen Erfahrungen auch als ganz *normalen* Sex oder als Bisexualität. In jedem Fall weist er die Möglichkeit weit von sich, einer Gruppe von Außenseitern anzugehören. Wie die folgenden Textsequenzen illustrieren, legt dieser Teil der Gliedschwulen Wert auf die Feststellung, dass das eigene Leben ganz der gesellschaftlichen Norm entspricht, demnach also ein ganz *normales* Leben geführt wird:

> Winfried, 40 J., Betriebswirt: Ich bin halt mit meinen normalen Freunden weiterhin zusammen geblieben. Zu diesen zählten auch viele Frauen. Ich habe halt versucht, relativ normal zu leben. Hier und da mal ne Freundin, mit der ich zusammen war, das war alles vollkommen normal. (...) Mit meiner Frau kann ich auch abends zusammensitzen und mich unterhalten. Wir haben dann keinen Sex dabei und führen eben ein ganz normales Eheleben.

> Udo, 49 J., Buchhalter: Ich habe immer gedacht: bisexuell oder so was. Wenn du nur ne vernünftige Frau hast, so hinsichtlich der zwischenmenschlichen Art, dann müsste das gehen. (...) Meine sexuellen Kontakte zu Männern empfand ich eigentlich immer als ganz normal.

> Interviewer: Wissen deine Eltern, dass du hier mit 'nem Freund zusammenlebst? Bernd, 25 J., Arbeiter: Ja, das wissen die. I: Auch, dass das eine intime Beziehung ist? Bernd: Das wissen sie nicht. Das konnten wir

> irgendwie immer verheimlichen, indem wir ganz normal als Freunde zusammenleben. Wenn meine Eltern mal vorbeikommen, dann sind wir ganz normal. So ganz normal auch angezogen.

Der andere Teil der gliedschwulen Männer bekundet seine emotionale Distanz zur Homosexualität, indem er die eigenen sexuellen Erfahrungen als abstoßend und Ekel erregend schildert und unumwunden zugibt, dass er unter seinem Anderssein leidet. Oftmals kann er seine inneren Vorbehalte nur durch starken Alkoholkonsum überwinden:

> Kai, 27 J., Fotograf: In der Subkultur war mir immer alles suspekt. Nach dem Besuch der Disco habe ich mich erst einmal zwei Stunden zu Hause geduscht, weil ich mich einfach nur dreckig fühlte. Die ganze dunkle Szene und die Typen konnte ich einfach nicht mehr sehen. Das alles war hyperschrecklich für mich. (...) Ich fand das alles ekelhaft, schmuddelig und dreckig, und dementsprechend fühlte ich mich auch.

> Mario, 23 J., Koch: Ich habe mich eigentlich immer dreckig gefühlt. Dreckig in dem Sinne, dass ich mich vor mir selber geschämt habe. Mir war aufgrund meiner Erziehung klar, also Homosexualität, das darf nicht sein, das gehört sich nicht. Ich wusste immer, jetzt hast du wieder irgendwie was Verbotenes gemacht. Ich habe dann zu Hause im Bett gelegen und gedacht: also nein, nie wieder.

> Thorsten, 40 J., Hausmeister: Ich habe mein Schwulsein im Unterbewusstsein immer als Makel empfunden. Vielleicht empfinde ich das auch nur als Makel, obwohl ich nicht so lebe, als ob es ein Makel wäre.

> Peter, 27 J., Bankkaufmann: Mir kam das, was ich getan hab an Schwulsein, immer ziemlich schmierig und schmuddelig vor, weil damit wirklich kein Gefühl verbunden war. Oft war es so, dass ich das nur noch betrunken ausgehalten hab.

Die hier dokumentierte Distanz zur eigenen Sexualität führt zu einer *verzerrten Wahrnehmung* des Stigmas Homosexualität. Die Männer sind sich zwar der ausgrenzenden Wirkung des Stigmas bewusst, was sich in ihrem Bedürfnis manifestiert, Außenstehenden die eigene Andersartigkeit zu verheimlichen. Sie *ignorieren bzw. unterschätzen* jedoch seine ausgrenzende Kraft, wenn sie ihre eigenen gleichgeschlechtlichen Erfahrungen entweder als ganz normalen Sex deuten oder sich vehement von den Schwulen oder den Homosexuellen distanzieren. Eine solche indifferente Haltung zur eigenen Andersartigkeit hat erhebliche Folgen auf die Informationssteuerung in vielen alltäglichen Situationen, in denen sich die Frage stellt, zu eröffnen oder nicht zu eröffnen, zu lügen oder nicht zu lügen, und in jedem Fall: wem, wie und wo.

Informationssteuerung

Ohne Bewusstheit der eigenen Abweichung fehlt es gewissermaßen an einer geeigneten Strategie im Umgang mit anderen Menschen. Somit verheimlichen die Männer ihre Homosexualität - wie es viele ausdrücken - *irgendwie*, quasi beiläufig, indem sie weder Vorkehrungen für den Fall kompromittierender Situationen treffen, noch mögliche negative Konsequenzen einer Eröffnung antizipieren. Diese Passivität beim Stigma-Management lässt sie immer wieder in Situationen hineinschlittern, in denen es zu peinlichen Bloßstellungen kommt:

> Kai, 27 J., Fotograf: Ich war auf einer Fete bei einem Schwulen, den ich in einer Diskothek kennen gelernt hatte. Auf einmal tauchten da Leute von meiner Firma auf. Ich wusste nicht, dass sie kamen, und war gerade so am Rumtucken und am Machen und stand plötzlich meinen Kollegen gegenüber. Das war so ein richtiger Tiefschlag.

> Martin, 40 J., Schweißer: Irgendwann saß ich mit meiner Mutter mal abends zusammen, und da kam im Fernsehen eine Sendung über Homosexualität. Ich weiß auch nicht, aber irgendwie fragte mich meine Mutter, wie stehst du dazu? Ich wollte natürlich ausweichen, ich war verlegen. Da sagte sie: Ich kenn' dich doch, du brauchst nix zu sagen. In dem Moment war ich völlig perplex, es war beschämend. Ich hab das dann nicht bestätigt. In einem späteren Gespräch hab' ich ihr gesagt: Mutter, ich verkehre in anderen Kreisen.

Der indifferente Umgang mit der eigenen Andersartigkeit kann dazu führen, dass die eigene Homosexualität preisgegeben wird, obwohl objektiv gesehen keine Notwendigkeit für eine solche Offenbarung besteht. Die betreffenden Männer sehen sich dann - wie in folgendem Beispiel - in die Enge getrieben und reagieren völlig unbedacht. Der Betreffende reflektiert die möglichen negativen Folgen seiner Eröffnung auf einer Betriebsversammlung hier jedenfalls nicht:

> Interviewer: Also, vor drei Jahren hast du dich gegenüber deinen Arbeitskollegen offenbart? Thorsten, 40 J., Hausmeister: Ja, es musste sein. Es wurde getuschelt, der hat noch keine Freundin, der ist doch schwul. Das bekam ich hinter dem Rücken mit. Dann bin ich zu meinem Abteilungsleiter gegangen und habe ihn gebeten, eine Abteilungsversammlung einzuberufen. Ich wollte dort dann sagen, dass ich schwul bin, damit dieses Gerücht aufhört. Ja, und das hat er dann auch gemacht. (...) Es hätte natürlich auch schief gehen können, indem man mich nachher ablehnt. Aber das war mir in dem Moment an sich egal.

Fehlende Strategie bei der Informationssteuerung macht die betreffenden Männer zu leichten Opfern, denn so glimpflich, wie in diesem Fall, gehen andere *unfreiwillige Eröffnungen oder Bloßstellungen* nicht aus. Wenn Situationen hinsichtlich ihres diskreditierenden Potenzials nicht richtig eingeschätzt und entsprechend kontrolliert werden, dann gerät man in die Sackgasse, *Beleidigungen und Demütigungen nur noch widerstandslos hinzunehmen.*

> Bert, 42 J., Großhandelskaufmann: Ich habe im Nachhinein erfahren, dass in meinem Zeugnis ein Hinweis stand. Mir hat dann jemand mal gesagt, dass dieser Satz bedeutet, dass du homosexuell bist. Das war überhaupt nicht gut, dass das in meinem Zeugnis drinstand. Ich hab bei späteren Bewerbungen immer Schwierigkeiten gehabt. Es hieß dann immer nur, unterqualifiziert oder überqualifiziert. Ich war entweder zu gut oder zu schlecht.

Noch dramatischer waren die Folgen für den Sinti Harald, nachdem die eigene Familie von seiner Homosexualität erfahren hatte. Gewisse tradierte informelle

Normen scheinen in der Kultur der Sinti mit einem besonders hohen Geltungsanspruch versehen zu sein. So wird Homosexualität unnachgiebig mit dem Verstoßen aus der Familie, der so genannten Zurücksetzung, geahndet:

> Harald, 37 J., Kellner: Es war ein Skandal. Mein Cousin hat im besoffenen Kopf oder so seiner Frau erzählt, dass wir uns als Jungs einen runtergeholt hätten, und er habe da mitgemacht. Seine Frau hat dann einen Nervenzusammenbruch gehabt und das allen erzählt, der ganzen Verwandtschaft. Und dann kam es zu einem Skandal, weil das eben bei uns so ist. Wenn raus kommt, dass du schwul bist, wirst du aus der Sippe gestoßen. (...) Ja, und ich habe dann gesagt, es ist so. Was sollte ich da groß rumlügen. Ja, und dann meinten meine Eltern, die setzen dich zurück, es gibt Ärger in der Verwandtschaft und Tralala. Ja und dann hab ich Hals über Kopf meine Familie verlassen. Heute habe ich nur noch Kontakt zu einem Bruder.

Intime Handlungsorientierungen

Die starke emotionale Distanz zur Homosexualität hat beim Gliedschwulen zur Folge, dass er eine *sexualisierte* Konzeption von Homosexualität verinnerlicht. Denn nur dieses Selbstbild erlaubt es ihm, sich vom Identitätskonzept des Homosexuellen zu distanzieren. Da ihm durch diese Art und Weise des Stigma-Managements die affektive Bedeutung von Homosexualität verschlossen bleibt, nimmt er seine intimen Bedürfnisse nur auf der Ebene der sexuellen Erregung wahr. Ausschlaggebend für den Wunsch nach gleichgeschlechtlichem Kontakt sind aufkeimende Gefühlsregungen, die sich nach gewisser Zeit der Enthaltsamkeit nicht mehr unterdrücken lassen, wie die folgende Schilderung illustriert:

> Thorsten, 40 J., Hausmeister: Wenn ich gemerkt habe, dass sich was bei mir regte, wenn ich einen Mann angeguckt habe, dann war es wieder Zeit, dann musste ich mich wieder abreagieren. Das war mein Zeichen irgendwie, dann musste ich los. Egal wo, ob auf der Klappe oder im Kino, dann musste ich mir jemanden suchen.

Infolgedessen umschreiben die gliedschwulen Männer ihre intimen Wünsche häufig in Begriffen wie „Druck ablassen“, „sich abreagieren“ oder „schnell abspritzen wollen“. Das sich immer stärker artikulierende Bedürfnis nach sexueller Bedürfnisbefriedigung trägt oftmals suchtartige Züge. Um neue Sexualpartner kennen zu lernen, werden oftmals lange Reisen, manchmal sogar der Umzug in eine Metropole in Kauf genommen. Dabei hat es den Anschein, dass trotz steigender Anzahl der Sexkontakte das Ausmaß an Befriedigung sinkt:

> Bert, 42 J., Großhandelskaufmann: Ich habe viel rumgehurt. Das war sehr schlimm. Es war manchmal so, dass ich mit vier oder fünf Leuten an einem Tag im Bett war. Dann bin ich zwei-, drei Mal im Jahr in die Staaten geflogen. Manchmal nur für ‘ne Party. Da hab ich also Sex en masse gehabt. (...) Ich hatte eigentlich immer einen Nachholbedarf. Ich hatte Angst, etwas zu verpassen. Deshalb wollte ich viel Sex haben. Also, ohne Sex lief bei mir eigentlich nichts, Sex bedeutete mir sehr viel.

Damit die sexuellen Kontakte nicht das Selbstbild des guten Ehemannes oder des ganz normalen Arbeitnehmers gefährden, müssen Flüchtigkeit und Anonymität garantiert sein. Emotive Distanz zur eigenen Homosexualität *erzwingt* somit eine Handlungsorientierung in der intimen Situation, die jede emotionale Nähe zu Männern ausschließt:

> Udo, 49 J., Buchhalter: Bei mir war es eben so, dass ich mir immer sagte, du musst wieder nach Hause, du hast Kinder, du kannst dich nur auf diese Sexpraktiken einlassen. (...) Es war zwangsläufig so, dass ich keinem meiner Partner Treue angeboten habe. Ich habe denen auch immer gesagt, ich bin gebunden, ich kann nicht, ich kann nur Sex.

Mit dem Wunsch nach sexualisierten Kontakten korrespondieren die hierzu passenden Attraktivitätsmerkmale. Aufmerksamkeit erregen insbesondere die *äußeren Körpermerkmale, nicht jedoch die Persönlichkeit* der potenziellen Partner. Zudem werden an den Ort bzw. die Atmosphäre der sexuellen Begegnung, sofern nur Anonymität garantiert bleibt, kaum weitere Ansprüche gestellt:

> Thorsten, 40 J., Hausmeister: Ich habe so ein bestimmtes Bild von einem Jungen, der mir gefallen muss. Nach meiner Vorstellung sollte er so aussehen: blond, schön schlank, schöne glatte Haut, schönes ovales Gesicht, wohlproportioniert.

> Winfried, 40 J., Betriebswirt: Groß, maskulin, zwischen 35 und 45, gute Lederkleidung, eng anliegend, sodass man das Geschlechtsteil deutlich erkennen kann.

> Herbert, 47 J., Vertreter: Fasziniert haben mich an Jungs die Kleider. Mein erster Blick ging auf die Gesamtstatur, der zweite aufs Gesicht und der dritte auf die Fingernägel. Wenn alles zusammen gestimmt hatte, war das ein Typ für mich. Was der im Kopf hatte, war unwesentlich. Der sechste Sinn hat mich im Grunde genommen nicht interessiert. (...) Ich weiß, ich war ein eiskalter Hund. Ich hab immer nur den Schwanz, den Arsch und die Beine gesucht.

Personale Bindungen zu gestalten erscheint vielen Männern als zu anstrengend. Verantwortung für den Partner und das Gelingen einer solchen Bindung wollen sie nicht übernehmen. Stattdessen findet der Gliedschwule rationalisierende Argumente, welche die eigene Zurückhaltung zu rechtfertigen in der Lage sind:

> Martin, 40 J., Schweißer: Zusammenleben, das geht nicht gut. Am Anfang ist das gut und schön. Ich kann mir nicht vorstellen, dass das geht. Man sieht ja heute, wie das endet: im Krach und Streit. Dann wohnen se drei, vier Monate zusammen, und dann geht's schon los. (...) Ich bin einer, da bin ich ganz ehrlich, der sich nicht hat binden lassen, und umgekehrt binde ich auch keinen an mich. Ich zwinge keinem eine Verpflichtung auf.

> Udo, 49 J., Buchhalter: Ich bin nach meiner Ehe partnerschaftsgeschädigt. Ich bin ja jetzt zwei Jahre allein und trotzdem noch nicht lange genug allein, um wieder für eine Partnerschaft fähig zu sein. (...) Wenn man dann auch bedenkt, dass die Statistiken aussagen, dass diese Beziehungen von Mann zu Mann nur recht kurzlebig sind, dann bin ich ja auch wieder etwas ernüchtert.

Offensichtlich erinnern Partnerschaften den Gliedschwulen genau an das, womit er sich eigentlich nicht identifizieren möchte: nämlich an seine eigene Homosexualität. Hinzu kommt die Tatsache, dass personale Bindungen auch sozial sichtbar sind. Dies scheint angesichts der Tatsache, dass das Stigma-Managment des Gliedschwulen auf Verheimlichen angelegt ist, nicht angebracht:

> Mario, 23 J., Koch: Als wir uns dann regelmäßig getroffen haben, bekam ich Panik, dass das jetzt nach außen hin sichtbar wird. Dann hab ich zu ihm gesagt, ich wollt ihn nie wieder sehen und er soll mich auch nicht mehr ansprechen. Weil dieser Konflikt in mir da war. Ich wollte eigentlich nicht schwul sein. Wenn wir uns dann später wieder begegnet sind, habe ich ihn nicht einmal mehr angeschaut. Der Mann war für mich gestorben, und zwar aus Angst davor, es könnte nach außen etwas durchsickern. Trotzdem bin ich immer weiter in das Schwule hineingeschlittert.

Wenn Partnerschaftsvorstellungen formuliert werden, erstarren sie im Klischee bestimmter Formen der heterosexuellen Ehe. Wahrscheinlich ist es auf die Tatsache zurückzuführen, dass viele der gliedschwulen Männer verheiratet sind oder es waren, dass sie sich als die wahren *Heiratsbefürworter* zu erkennen geben, und zwar als Vertreter einer sehr konventionellen Auffassung, nach der das Modell der heterosexuellen Ehe einfach den mann-männlichen Partnerkonstellationen übergestülpt wird:

> Udo, 49 J., Buchhalter: Eine Partnerschaft mit einem Mann ist ja sehr eheähnlich. Man muss zusammen Haus halten, man muss zusammen einkaufen, man muss zusammen verreisen usw.

> Bert, 42 J., Großhandelskaufmann: Unser Verhältnis war eigentlich wie eine heterosexuelle Ehe, mit Hochs und Tiefs und mit Fremdgehen.

> Thorsten, 40 J., Hausmeister: Hast du den Film Ein Käfig voller Narren gesehen? (...) Das Leben, was die beiden dort führen, wäre meine Idealvorstellung. Wie Mann und Frau, wie die so genannte normale Gesellschaft. (...) Dann wirklich auch alles gemeinsam machen. Sich schön verabschieden, mit Küsschen. Tagsüber vielleicht mal miteinander tele-

fonieren. Abends schön begrüßen. Schönes Abendessen machen, kochen, spazieren gehen, alles gemeinsam machen, Haus, Auto kaufen, in den Urlaub fahren. So richtig, wie meine Eltern gelebt haben.

Sexualität und Partnerschaft

Jenseits der oben geäußerten Eheideale sucht der Gliedschwule bei seinen Streifzügen durch die homosexuelle Subkultur nicht den Partner fürs Leben, sondern den schnellen und unverbindlichen Sexualakt. Dabei werden jene Orte bevorzugt, die ein unkompliziertes Nahekommen genauso wie ein möglichst problemloses Voneinandertrennen Gewähr leisten. Die Szenekneipe oder homosexuelle Bar mit ihren elaborierteren Umgangsformen scheint für diese Art von sexueller Bedürfnisbefriedigung nur bedingt geeignet zu sein, wie die folgende Textsequenz veranschaulicht:

> Udo, 49 J., Buchhalter: Man steht und wartet und guckt und macht und tut, und die Zeit geht hin. Darum habe ich mich, weil ich ja unbedingt einen Kerl haben wollte, dann im Park rumgetrieben und hab mir gesagt, das ist noch die beste Kontaktmöglichkeit.

Somit kommen all diejenigen Orte der homosexuellen Subkultur für die Suche nach Sexualpartnern in Frage, die ein ritualisiertes Kennenlernen innerhalb kürzester Zeit sowie die dazugehörige Anonymität sicherstellen (Kürzel: ‚ohne Anlaufzeit'), am ehesten also Parks, die als Klappen bezeichneten öffentlichen Bedürfnisanstalten, Pornokinos, Dunkelräume bzw. Darkrooms in Bars oder einschlägige Parkplätze an Bundesstraßen und Autobahnen. Der Gliedschwule beschreibt recht ungeschminkt, was er wo sucht:

> Heiner, 41 J., Vertreter: Also Parks, Klappen, Pornokinos, Lokale, auf Anzeigen schreiben, also alles, wo irgendwo in der Szene was zu holen ist, wo also sexuelle Kontakte zu haben sind.

> Martin, 40 J., Schweißer: In Discos bekomme ich immer schwer Kontakt. (...) Wenn ich mir dann gesagt habe, so jetzt möchtest du endlich mal einen haben, dann bin ich zum Alten Markt gegangen, wo früher der Strich gewesen ist. Da weiß ich dann, dass dort die Jungen zum Haben

sind. Zumal die dich ansprechen. Das ist mir im Endeffekt ganz lieb gewesen, denn dann ist es mir erspart geblieben, sie anmachen zu müssen.

Der Gliedschwule scheint Gefallen daran zu finden, dem Interviewer seine sexuellen Begegnungen in geradezu pornografischem Stil zu schildern. Während es ihm eher schwer fällt, über sein Stigma-Management mit Eltern und Arbeitskollegen zu sprechen, kann er seine intimen Begegnungen mit voller Begeisterung und ohne Vorbehalte darstellen:

> Winfried, 40 J., Betriebswirt: Ich hab es mit einem Typen mal ganz versaut erlebt. Der hat mir eine Gummischürze gegeben und die hab ich vollgemacht, und dann ist auch noch Druck auf dem Darm und dann hab ich abgedrückt, voll auf den Bauch. Es ist schon ein geiles Gefühl, wenn es rauskommt und dann runterläuft. Und die Scheiße kommt so gar nicht an dich ran, sondern nur an den Masochisten. Dann hat er den Gummischwanz in den Arsch gekriegt und das hat ihn geil gemacht. Und anschließend fing er an, die Scheiße runterzulecken ....

Andere Schilderungen, wie beispielsweise die folgende Story, ähneln dem Drehbuch eines gängigen Pornofilmes. Nach dem ersten Blickkontakt und kurzer Anmach-Szene geht es gleich zur Sache. Der genitalen Berührung folgt alsbald der Orgasmus:

> Bernd, 25 J., Arbeiter: Ich war mal in 'nem Sexshop und irgendwie hat so ein Typ öfter zu mir rübergeguckt und dann bin ich rausgegangen. Und er hinterher und spricht mich an ‚Ey, du. Wie wär's, wenn wir's mal probieren.' Ich: ‚Ja, klar, warum nicht, ey. Von mir aus sofort.' Und dann sind wir in einen kleinen Park gegangen. Dort haben wir uns erst geküsst, er hat dann 'nen bisschen rumgefummelt, dann meinen Slip runtergezogen und packte mir dann praktisch zwischen die Beine. Ja, und dann hab ich ihm einen geblasen, er hat mich dann von hinten genommen.

Doch nicht alle Sexualpraktiken können mit der Leichtigkeit geübt werden, wie es viele der gliedschwulen Männer glaubhaft machen wollen. Suspekt wirken Formen der Intimität, die personale Nähe und somit Homosexualität symbolisieren:

Ludger, 47 J., Koch: Also, ich habe heute noch Schwierigkeiten, Männer zu küssen. Also, ich kann wirklich sofort jemandem den Schwanz rausholen oder am Arsch lecken oder irgendetwas. Nur Küssen, das kann ich nicht sofort. Die meisten, wie Schwule, die fangen ja erst mit dem Knutschen an. Das kann ich nicht sofort.

Einige Beschreibungen intimer Annäherung geben Aufschluss über das typische Kennlern-Szenario bis hin zu einer *sexuellen Beziehung*. Wir haben die partnerschaftlichen Bindung des Gliedschwulen als eine sexuelle charakterisiert, da sich ihre Funktion auf die Befriedigung genitaler Bedürfnisse beschränkt. Emotive und kognitive Interessen tragen die Männer jedenfalls ganz bewusst nicht an diese ‚lockeren Kontakte' heran. Auffällig ist, dass ausschließlich sexuelle Attraktion dazu motiviert, sich erneut zu treffen:

Heiner, 41 J., Vertreter: Ich habe einen Typen, den kenn' ich jetzt schon über zehn Jahre, und da ist es so, dass ich mit dem nur Sex mache. Also da besteht eine sexuelle Abhängigkeit. Wir ergänzen uns im Sexuellen also besonders gut. Eine Zeit war es dann ganz schlimm, da wurde es gefährlich, weil wir fast schon zusammenziehen wollten.

Interviewer: Wieso charakterisierst du das im Rückblick als deine große Liebe? Harald, 37 J., Kellner: Weil ich mit dem meine ersten großen sexuellen Erlebnisse hatte. (...) Also, schon verliebt zu sein, aber nicht so das Bedürfnis, mit jemandem eng zusammen zu sein. Das war auch mehr verdrängt, weil ich das nicht wollte. Es war einfach auf Sex reduziert. (...) Wie gesagt, ich war damals ja noch in meiner Familie.

Herbert, 47 J., Vertreter: Ich habe mich innerhalb von einer halben Stunde verlieben können, aber auch innerhalb von 'ner halben Stunde entlieben. Meistens nach dem Sex. Ich habe nämlich niemals Gefühle investiert, niemals!

Ihr sexuelles Begehren, ein Bedürfnis fern jeder emotionalen Zugewandtheit, interpretieren die Betreffenden hier als Liebe. So schnell, wie es geweckt werden konnte, verfliegt es bei nachlassender körperlicher Attraktion des Partners oder fehlendem Anreiz zu weiteren sexuellen Kontakten. Gerade weil die Begegnungen nur auf sexuellem, nicht aber emotionalem Fundament gründen, sind parallele Kontakte zu Dritten problemlos lebbar. Das Ende solcher Beziehungen kommt in ebenso typischer Art und Weise daher: Die Betreffenden verbuchen es als ein beiläufiges Ereignis. Entweder ist der regelmäßige Kontakt von beiden Seiten fast unbemerkt im Sande verlaufen oder dem Partner wird unmissverständlich signalisiert, dass kein Interesse mehr an einem weiteren Treffen besteht:

Bert, 42 J., Großhandelskaufmann: Da lernte ich dann noch jemanden kennen. Mit dem bin ich dann auch ins Bett gegangen. Ich hab dann zwei Beziehungen parallel gehabt. Irgendwann war ich's dann leid mit dem einen und hab' dann Schluss gemacht. Der hatte sich in mich verliebt. Da gab's dann ne Szene im Lokal, und dann hab' ich halt Schluss gemacht.

Ludger, 47 J., Koch: Und dann habe ich ihm die Wohnung gekündigt. Ganz einfach deshalb, weil er sich nicht mehr ficken lassen wollte.

Typus B: kopfschwul

Identitätskonzept

Den nächsten Typus nennen wir den *Kopfschwulen*, da dieser eine sehr intellektuelle Version seines Schwulseins entwickelt hat. Der Kopfschwule fällt dadurch auf, dass ihm die *eigenen Gefühlswirklichkeiten eher fremd* bleiben. Wie alle anderen Männer erlebt auch der Kopfschwule seine ersten homosexuellen Gefühle oder Erfahrungen als belastend. Den Ausschlag für die Entscheidung der Frage, ob er denn nun selber homosexuell sei oder nicht, gibt jedoch in vielen Fällen nicht das eigene Empfinden, sondern die (Experten-) Meinung Außenstehender. Sehr häufig wird der Psychiater bzw. Psychologe als Fachmann zu Rate gezogen:

> Hermann 52 J., Pfarrer: Ich wusste nicht, ob ich schwul bin oder nicht, obwohl ich eigene schwule Erfahrung gehabt habe. Um das klarzukriegen, bin ich zu jemanden gegangen, den ich für einen Fachmann hielt. Es handelte sich um einen Professor der Psychiatrie, den unsere Familie privat kannte. Nach dem Beratungsgespräch hat der mir gesagt, das bildete ich mir nur ein. Natürlich sei ich nicht homosexuell und natürlich sollte ich mich auch verloben. Der Fachmann oder den, den ich für einen solchen hielt, hatte nun gesprochen. Also habe ich mich verlobt.

> Rolf, 29 J., Schauspieler: Seit meinem zwölften Lebensjahr war Homosexualität eigentlich ein Thema für mich, ohne allerdings zu wissen, was es nun ist. Dann habe ich mich an einen Psychologen gewandt, einen von der Kirche. Ich kannte ja nun nichts anderes als die Kirche und sprach erst mit einem Pastor, und der verwies mich an diesen Psychologen, weil er damit überhaupt nicht umgehen konnte.

> Götz, 41 J., Lehrer: Ich fragte mich, was ist mit mir los. Wir hatten ja noch immer im Kopf, das ist nicht normal. Mit dem Gunnar habe ich mich dann darüber unterhalten. Der hat sich nie als schwul definiert, und er schlug dann vor: ‚Mensch, wir müssen doch mal zum Psychiater, der

> muss das mal untersuchen'. Wir haben dann im Telefonbuch nachgeguckt und meinten nun, der könnte uns ganz genau sagen, ob wir schwul sind bzw. ob ich schwul bin. Ich war dann auf drei Sitzungen bei ihm und dann sagte der zu mir: ‚Das wird sich alles noch herausstellen, und lassen sie sich von Ihrer Mutter nicht immer die Schuhe putzen. Den Rat gebe ich Ihnen.' Da habe ich mich wirklich geärgert, dass ich so viel Geld ausgegeben hatte.

Den quälenden Selbstzweifel begegnet der Kopfschwule höchst zögerlich und indifferent. Die eigenen Empfindungen reichen jedenfalls nicht, sich zur Homosexualität zu bekennen. Den Anstoß zu einem Selbstbekenntnis geben meist Außenstehende:

> Interviewer: Wussten deine Eltern überhaupt, dass du schwul warst?
> Bertold, 44 J., Rechtsanwalt: Wusste ich ja selber nicht. Also jein. Das zeigt wieder diesen verklitschten Umgang in der Familie. Meine Mutter hatte mich mal Jahre vorher drauf angesprochen und gefragt, ob ich homosexuell sei. Ich hab damals auf die Frage meiner Mutter reagiert: ‚Weiß nicht.' Wenn, dann werde ich ihr das schon mitteilen.
>
> Paul, 35 J., Schauspieler: Mein Freund hat mir dann auf den Kopf zugesagt, du, das geht nicht vorbei, du bist schwul. Das war der Punkt, wo ich mir eingestanden habe, klar, das bin ich.

Obwohl es dem Kopfschwulen schwer fällt, sich auf der Gefühlsebene mit seinen eigenen homosexuellen Empfindungen zu identifizieren, vollzieht er nach seinem Bekenntnis einen radikalen Positionswechsel: Einmal als schwul begriffen, sieht sich der Kopfschwule *verpflichtet*, seine abweichende Identität auch *persönlich* zu bezeugen, und das in einer recht demonstrativen Art und Weise. Eigene Ängste und Vorbehalte nimmt er dabei zwar noch wahr. Sie beeinflussen jedoch das eigene Handeln nicht mehr, sondern werden unterdrückt:

> Alex, 29 J., Student: Mein Bekannter, der schon längst wusste, dass er schwul war, und das auch lautstark überall verbreitete, lief mit mir dann immer Hand in Hand durch die Stadt. Also, das war wie ein Spießrutenlaufen, weil natürlich alle Welt guckte und abfällige Bemerkungen

> machte. Das war ganz furchtbar für mich. (...) Ich hatte so das Gefühl, der sieht so aus, wie man sich Schwule vorstellt. Und jeder sieht nun, dass ich mit so'nem Schwulen durch die Straßen gehe. Das war höllenunangenehm.
>
> Bertold, 44 J., Rechtsanwalt: Mein erster öffentlicher Auftritt im Fummel war sehr haarig. Es war ein Benefizkonzert mit den Rosa-Singers in der Stadthalle, und ich bin da völlig unbedarft hingegangen. Und dann ist mir bewusst geworden, so, wenn du dich da jetzt unters Volk mischst, dann machst du's öffentlich. Dann habe ich aber gedacht, das sind deine Freunde, mit denen gehst du um, mit denen vögelst du. Du musst dich dadrunter mischen. Ich hab's dann gemacht mit weichen Knien. Mir war richtig schlecht. Das war eine Situation, die ich ziemlich heftig empfunden habe, wo mir aber eins klar war: Entziehen kann ich mich dem nicht.

Die betreffenden Männer sehen sich hier genötigt, dem Ideal des Emanzipations- und Bewegungsschwulen zu entsprechen, der immer und überall seine Andersartigkeit öffentlich zu dokumentieren hat. Die Schwierigkeit, seine eigenen »Gefühlswirklichkeiten« ernst zu nehmen, sie anderen zu vermitteln und das eigene Handeln an ihnen auszurichten, entpuppt sich als ein Grundproblem des Kopfschwulen. Er löst diesen Grundkonflikt auf rein intellektueller Ebene: Die eigenen homosexuellen Erfahrungen werden legitimiert, indem der Kopfschwule die mit ihnen verknüpften negativen gesellschaftlichen Vorstellungen einfach in ihr positives Gegenteil verkehrt. Hierbei stilisiert er die eigene Normüberschreitung zu etwas Besonderem und sieht ihren Wert in der schroffen Zurückweisung ‚bürgerlicher' Moral- und Sexualvorstellungen:

> Bertold, 44 J., Rechtsanwalt: Ich hatte ja alle Vorurteile, die man Schwulen gegenüber haben kann, positiv besetzt. Im Nachhinein würde ich sagen, war das ein ganz eleganter Weg, dieser verklitschten bürgerlichen Moral des Elternhauses zu entkommen und zu sagen: ‚Das ist 'ne völlig andere Welt. Damit habt ihr nix zu tun. Da habt ihr nicht dran rumzufummeln.'

Da sich der Kopfschwule weniger an seinen eigenen Gefühlen, sondern an den unterschiedlichen Stereotypen von Homosexualität und ‚bürgerlichen Werten' abarbeitet, haben seine Bekenntnisse einen stark rechtfertigenden Charakter. Denn im Zurückweisen bürgerlicher Moralvorstellungen besteht er auf einem Recht zur Normüberschreitung, womit er seine Andersartigkeit letztlich moralisch legitimiert. Folglich ist er bei seinem Stigma-Management gar nicht erst bestrebt, ausgrenzende Reaktionen der heterosexuellen Umwelt zu minimieren. Stattdessen beabsichtigt der Kopfschwule, *bürgerliche Leitbilder zu konterkarieren* bzw. erwartete Bilder zu brechen, um sich so seiner spezifischen schwulen Eigenart zu vergewissern:

> Bertold, 44 J., Rechtsanwalt: Also ich mag das Anstößige an Schwulen. Ich mag die Reibungsflächen. Für mich wäre es eine Katastrophe, wenn beispielsweise die schwule Ehe zu einer völlig durchschnittlichen Akzeptanz führen und so Unterschiede verwischen würde. Also, ich brauch' für mich das Anstößige.

Somit unterbleibt in vielen Lebenssituationen ein Abwägen von Vor- und Nachteilen hinsichtlich möglicher Diskriminierungspotenziale. Der Kopfschwule *unterschätzt* stattdessen systematisch die diskreditierende Wirkung des Stigmas. Über Konsequenzen seiner prinzipiengeleiteten Eröffnungen jedenfalls macht er sich kaum Gedanken. Letztlich erwartet er von seiner Umwelt einen seiner Strategie vergleichbaren rationalen Umgang mit der Homosexualität:

> Jürgen, 33 J., Arzt: Ich hatte Reaktionen von meinen Eltern erwartet, wie: Ja, ich kann da zwar nicht viel mit anfangen, aber wenn du so empfindest, dann leb es so. Du wirst schon wissen, was richtig ist.

> Bertold, 44 J., Rechtsanwalt: Ich hatte so die Fantasie, in einem sehr liberalen Elternhaus großgeworden zu sein, eine Einschätzung, die ich heute überhaupt nicht mehr teile.

Informationssteuerung

Hinsichtlich der Informationssteuerung lassen sich bei dem Kopfschwulen zwei unterscheidbare Strategien erkennen. Entweder streut er mehrdeutige *Hinweise eher beiläufig* und dabei immer in der Erwartung, von den anderen auf die eigene Homosexualität angesprochen zu werden, oder es kommt zu recht unkontrollierten *provokanten Eröffnungen*. Im ersten Fall avancieren Indifferenz und Passivität zur Handlungsmaxime, womit die Betreffenden alle Kontrollmöglichkeiten über potenziell diskreditierende Situationen vorab aus der Hand gegeben haben. Folglich erwischt sie eine Bloßstellung meist zu einem höchst ungünstigen Zeitpunkt:

> Karl-Heinz, 39 J., Psychologe: Das Gespräch mit meinen Eltern ist eigentlich nicht von mir aus zustandegekommen. Das muss ich zugeben. (...) Ich hab' irgendwann einen Brief von einer homosexuellen Aktionsgruppe auf dem Schreibtisch einfach offen liegen gelassen. Da stand halt drin, wo und wann sich diese Gruppe trifft. (...) Ja, und prompt hat den auch meine Mutter gefunden und gelesen und dann hat es Zeter und Mordio gegeben. Sie hat geschrien usw. Ja, so ist das Gespräch mit meinen Eltern zu Standegekommen.

> Paul, 35 J., Schauspieler: Ich habe es eine Zeit lang drauf angelegt, dass mich meine Eltern fragen sollten. Ich habe mich sehr feminin verhalten und angezogen. Die haben aber nie nachgefragt. Da konnte ich so viel rumtucken, wie ich wollte. Und dann bin ich einmal am Telefon, als ich mit meinem damaligen Freund sprach, aus Eifersucht regelrecht ausgeklinkt. Das kam meiner Mutter komisch vor. Sie fragte dann, ob mir mein Freund mehr bedeuten würde, als es einem Mann normalerweise bedeuten würde. Ich weiß nicht, ob sie da schon gesagt hat, dieses schreckliche Wort, bist du ein Homo. Also das kann ich bis heute nicht hören, dieses Wort. Das habe ich sehr abwertend in Erinnerung, einfach scheußlich. (...) Meine Eltern haben mich dann behandelt wie ein Tier. Das sind Sachen, die ich denen bis heute nicht verziehen habe.

> Stefan, 22 J., Student: Naja, in meinem Elternhaus habe ich mich dann ziemlich tuntig verhalten. Ich war ziemlich überkandidelt. Naja, und dann ist just am Abend vor meiner schriftlichen Abiturprüfung in Latein

> diese dezidierte Frage nach meinem Sexualleben gestellt worden. Das war denkbar ungünstig. Ich habe dann keine Lust mehr zum Lügen gehabt und hab' ‚ja' gesagt. Ich hab zugegeben, dass ich eben einen Liebhaber hätte und keine Freundin. Mein Vater hat mich dann nicht ernst genommen und behauptet, ich sei halt bisexuell. Das sei heutzutage so. Das werde sich schon wieder geben. Meine Mutter hingegen ist ziemlich ausgerastet und hat demonstrativ zum Tranquilizer gegriffen.

Die hier geschilderten Ereignisse verdeutlichen, dass bei dieser *passiven* Informationssteuerung die Situationsdeutung ganz den Eltern überlassen wird. Angesichts der nach wie vor existenten gesellschaftlichen Stigmatisierung homosexueller Lebensweisen können die Eltern in einer solchen Situation meistens nur die negativen Stereotype über den gewöhnlichen Homosexuellen reproduzieren. Den Söhnen fällt es folglich umso schwerer, diese Negativbilder rückwirkend zu korrigieren.

Doch auch die *offensive* Vorgehensweise lässt wenig Raum für eine anschließende Verständigung zwischen den Konfliktparteien. Denn in der Regel eröffnet der Kopfschwule mit dem moralischen Anspruch, dass sein Gegenüber seine Homosexualität zu akzeptieren habe:

> Horst, 49 J., Einzelhandelskaufmann: Meine Eltern sind die einzigen, die sich mit dem Thema Homosexualität nicht konfrontieren lassen. Das kann ich aber nicht akzeptieren. Entweder nehmen sie mich mit diesem Teil meiner Persönlichkeit an oder sie können mich am Arsch lecken.

> Lutz, 25 J., Sachbearbeiter: Meiner Arbeitskollegin habe ich dann gesagt, dass ich schwul bin. Ich habe dann gemeint: 'Aber erstens geht es dich nichts an, und zweitens hat es dich nicht zu stören. Wenn du damit nicht umgehen kannst, ist es dein Problem, nicht meins.'

Bei diesen beiden Strategien gelingt es den Männern nicht, ihren *ganz persönlichen Bezug* zur Homosexualität zu thematisieren. Wenn zudem die Gegenseite die Homosexualität ebenfalls nur auf moralischer Ebene bewertet, prallen zwei unversöhnliche Standpunkte aufeinander. Derartige Konflikte berichtet der Kopfschwule besonders häufig aus seinem Elternhaus. Söhnen wie Eltern ist es nicht möglich, die eigenen Empfindungen authentisch zu vermitteln, sodass es beiden nicht gelingt, sich an den jeweils anderen Standpunkt verstehend anzunähern. Dem Sohn fällt es schwer, für die Ängste und Nöte der Eltern als Mitadressaten von Stigmatisierung Verständnis aufzubringen. Den Eltern wiederum ist es kaum möglich, ihre negativen Klischees gegenüber den Homosexuellen und der Homosexualität zu revidieren. Das folgende Beispiel illustriert eine derartige Offenbarung vor den Eltern. Sie zeigt besonders das wechselseitige Unverständnis:

> Jürgen, 33 J., Arzt: Ich war frisch verliebt und wollte mit dem Mann zusammenziehen. Dann hab' ich gesagt, ‚Mutti, ich ziehe aus, weil ich mit dem Patrick zusammen leben möchte, weil ich mich in den Patrick verliebt habe.' Dann hat meine Mutter gefragt: ‚Was meinst du mit Liebe?' Da hab' ich geantwortet, ‚ja, wir sind schwul'. Oh, und dann war der Teufel los. Sie hat geschrien. ‚Nein! Ich hab's immer geahnt, ich hab's immer geahnt, Junge wir gehen zum Arzt. Ich zahl' dir jede Therapie. Lass das niemanden erfahren, Vater kriegt einen Infarkt, wenn der das erfährt. Und die Nachbarn, die Verwandten, die dürfen das nie erfahren.' Und Heulen und Schluchzen und alles Mögliche. Und ich dachte, das kann doch wohl nicht wahr sein. (...) Ich hätte Unterstützung gebraucht, die habe ich nicht bekommen, überhaupt nicht!

Der Konflikt, den beide Seiten mit Empörung und gegenseitigen Vorhaltungen anheizen, mündet häufig in einem mehrjährigen Zusammenbruch jeglicher Eltern-Sohn-Kommunikation. Manchmal blockieren die tiefen Verletzungen des Sohnes jede Normalisierung des Eltern-Sohn-Verhältnisses. Im folgenden Beispiel meidet der Sohn sogar seine Heimatstadt:

> Interviewer: Du sagst, du besuchst deine Heimatstadt überhaupt nicht gerne? Götz, 41 J., Lehrer: Also das ist meine tiefste Neurose. Ich will das auch nicht mehr aufarbeiten. Ich hab mir auch mal überlegt, ob ich in eine Therapie gehe. Das macht aber keinen Sinn. Also, wenn meine Eltern nicht mehr leben, werde ich meine Heimatstadt nie wieder in meinem Leben betreten.

Doch auch außerhalb familialer Konflikte scheut sich der Kopfschwule nicht, durch seine provokanten Eröffnungen äußerst peinliche Situationen hervorzurufen. In diesen Fällen wird es beiden Seiten nahezu unmöglich, sich in die Denkweise des anderen einzufühlen und zu einem verstehenden Gedankenaustausch zu finden. Die folgende Sequenz könnte geradezu einem Ralf-König-Comic entstammen:

> Horst, 49 J., Einzelhandelskaufmann: Ja, und dann hab' ich's auch mal im großen Stil kundgetan, und zwar auf einer Weihnachtsfeier. Das war nicht schlecht. Das war so ein althanseatisches Unternehmen, Familientradition und so. Die machten jedes Jahr mit der ganzen Belegschaft, der ganzen Familie und dem alten Chef, der so an die 70 Jahre alt war und immer im Anzug rumlief, so ein richtiger Kaufmann eben, eine Riesenweihnachtsfeier. Dann saßen so an die sechzig Personen beim Essen und die großen Tischreden wurden geschwungen. Mit gegenüber saß der Juniorchef und der sprach irgendwie von Gleichheit, so nach dem Motto, wir seien ja alle gleich. Und da entgegnete ich: ‚Nö, ich bin nicht gleich.' Dann der Juniorchef: ‚Ach, weil Sie der einzige Katholik am Tisch sind, oder?' Da mein ich: ‚Nein, aber weil ich annehme, ich bin der einzige Schwule hier am Tisch.' Und dann fielen die Bestecke runter und alle starrten mich an. Ich bekam einen hochroten Kopf und es war unheimlich peinlich. Keiner hat sich den ganzen Abend dann mehr richtig mit mir unterhalten.

Intime Handlungsorientierungen

Die abstrakte Abwehr bürgerlicher Werte strukturiert letztlich auch die Intimitäts- und Partnerschaftsideale des Kopfschwulen. Auffallend ist, dass ihn insbesondere *subkulturelle Leitbilder* beeindrucken, die er in negativer Abgrenzung zu den bürgerlichen Sexualnormen und dem Ideal der Romantischen Liebe entwickelt hat.

> Bertold, 44 J., Rechtsanwalt: Also, meine ganzen Vorurteile gegenüber Schwulen hatte ich ja auch. Nämlich zu sagen, die haben nichts anderes

> zu tun, als irgendwelche Knaben zu verführen. Ich hab die nur positiv besetzt und dachte: ‚Endlich passiert das.' Und dann passierte gor nix.

Schwule Sexualität hebt sich gegenüber der heterosexuellen Variante dadurch ab, dass sie ohne jegliche Erwartung auf partnerschaftliche Bindung ausgelebt werden kann. Sexualität lässt sich nach diesem Verständnis problemlos von jeder emotiven Zuneigung zu einem Partner entkoppeln. Ein solches *hedonistisches Sexualitätsideal* reflektieren die folgenden Ausführungen:

> Rolf, 29 J., Schauspieler: Durch den Peter habe ich gelernt, dass Sex etwas zum Genießen ist. Also, ich möchte dabei keine Bindung haben, so mit Ehekrach, also so die Schwulenehe. Er hat mir immer vermittelt, dass das furchtbar ist. Sexualität ist eben etwas ganz Natürliches und hat nichts damit zu tun, dass man nun monogam heiraten muss.

> Horst, 49 J., Einzelhandelskaufmann: Eine gute sexuelle Situation braucht nur zehn Minuten dauern, das reicht aus. Ich sehe nicht ein, warum daraus dann unbedingt eine Beziehung werden muss.

Das hedonistische Sexualitätsideal beinhaltet auch spezifische Vorstellungen über die bei Schwulen gängigen Sexualpraktiken. Der Kopfschwule versucht, dem negativ besetzten Klischee vom Analverkehr der Homosexuellen durch Umwertung beizukommen. Dieses abstrakt hergeleitete Ideal dient als Vorbild für intime Handlungen. An diesem Leitbild hält der Kopfschwule selbst dann noch fest, wenn ihm das Ausleben analer Sexualpraktiken subjektiv die größten Schwierigkeiten bereitet:

> Karl-Heinz, 39 J., Psychologe: Natürlich war mir klar, Schwule, die machen eben Arschficken. Das zählt so zum Wesen, das ist so das Wesentliche.

> Jürgen. 33 J., Arzt: Ich habe immer das Gefühl gehabt, anale Sexualität gehört zu 'nem vollständigen Schwulen dazu. Und deshalb habe ich es auch immer mal wieder versucht.

> Arnim, 29 J., Optiker: Ich habe immer den Eindruck gehabt, dass alles andere als Analsex irgendwie als minderwertig angesehen wird. Analsex

ist so der Dreh- und Angelpunkt, und alles andere ist irgendwie nur Beiwerk.

Alex, 29 J., Student: Ein Typ, der mich mal nach Hause abgeschleppt hat, der hat mich gebumst, und das hat furchtbar wehgetan. Ich habe also richtig gelitten. Ich konnte auch nicht sagen, ich will es nicht. Ich wäre mir wie ein Versager vorgekommen. Ich wollte das nun durchziehen, egal wie weh es tut oder nicht, und es hat wirklich furchtbar wehgetan.

Bertold, 44 J., Rechtsanwalt: Alle Fantasien, die man zu Schwulen hat, hatte ich auch, nur positiv besetzt. Interviewer: Ja was denn, nenne die mal?
Bertold: Ficken! Ficken zum Beispiel! Ich hatte die Vorstellung, ganz klar, wenn man als junger Mann erscheint, stürzen sich die Schwulen auf einen und vergewaltigen einen. Und da wartete ich drauf.

Die starke Orientierung an Leitbildern hat zur Folge, dass es in den erotisch-sexuellen Situationen an individuell geprägten Handlungszielen mangelt. Von Bedeutung sind hingegen *körperliche Stilisierungen sowie situative Merkmale*, die dem Kopfschwulen signalisieren, in welche verbindliche Richtung eine intime Kontaktaufnahme zu entwickeln ist:

Lutz, 25 J., Sachbearbeiter: Dann haben wir in der Lederszene ja noch diesen tollen Tücherkult. Da kannst du schon davon ausgehen, dass das bis zum gewissen Grad dann passt. Gut, wenn er schwarz links trägt, dann weißt du nicht, wieweit ist der nun schwarz. Ist das jetzt wirklich ein Sadist, der dich runterputzt oder nicht.

Bertold, 44 J., Rechtsanwalt: Ich hatte einmal in München ein spannendes Erlebnis. Da stand ich in diesem Lederlokal, dem Ochsengarten, völlig falsch gewandet, buntes Strickjäckchen, Tuchhöschen und guckte durch die Gegend und dann stand irgend ein Herr in voller Ledermontur vor mir. Da hab' ich gedacht, mit dem hätt'ste Lust mitzugehen. Ich traute mich aber nicht und dachte: ‚Du bist hier fremd.‘ Es ist ohnehin eine Szene, wo ich mich in dem Ritual nicht heimisch fühle, und habe dann gedacht: ‚Wenn du da falsch liegst, kriegst du solche Dresche. Du kannst dich nie wieder in München sehen lassen.‘

Charakterliche Eigenschaften der potenziellen Sexualpartner spielen beim Kennenlernen eine untergeordnete Rolle. Derartige Attraktivitätsmerkmale werden gerade in den Situationen nicht berücksichtigt, in denen der Kopfschwule die erstbeste Gelegenheit beim Schopfe packt, um sexuell mit einem anderen Mann zu verkehren:

> Gerd, 40 J., Journalist: Und dann bin ich mit dem ersten Mann, den ich kennen gelernt habe, auch nach Hause gegangen. (...) Das Erlebnis war dann nicht sehr berauschend, weil mich dieser Typ eigentlich nicht interessierte. Zu dem Zeitpunkt hätte jeder kommen können. Ich wäre mit jedem nach Hause gegangen.

> Paul, 35 J., Schauspieler: Ich habe zu dem Zeitpunkt mit fast jedem Sex gemacht. Das war schön für mich.

> Bertold, 44 J., Rechtsanwalt: Also, ich hätte damals mit jedem, der der Erste gewesen wäre, erstmal für ein paar Monate eine Beziehung aufgebaut. (...) Ich hätte mir jeden als meinen ersten Liebhaber gekrallt, wenn's nicht gerade eine Katastrophe gewesen wäre. Das hatte herzlich wenig mit der Persönlichkeit des Betreffenden zu tun.

Mit der hier dokumentierten Anspruchslosigkeit bei der Partnerwahl korrespondiert eine gewisse Unbestimmtheit hinsichtlich eigener sexueller Vorlieben. Das, was sexuell geschehen soll, hängt stark von den Wünschen des Partners und der Atmosphäre in der jeweiligen Situation ab, nicht jedoch von den eigenen Fantasien und Vorlieben:

> Stefan, 22 J., Student: Sexuell lebe ich so alles quer durch's Gemüsebeet. Ich stehe auch irgendwie auf perverse Sachen. Wobei es immer mehr so eine Frage des Partners ist, dass es irgendwie passt. Gezielt suche ich jedenfalls nichts, das ergibt sich für mich. Ich bin da nicht festgelegt. Das, was abläuft, hängt auch sehr von der jeweiligen Stimmung ab.

> Bertold, 44 J., Rechtsanwalt: Es hat bei mir sicherlich auch irgendwelche Fragen der Schönheit gegeben. Schönheit ist allerdings für mich ein sehr relativer Begriff, der jeweils von meinen Bedürftigkeiten abhängt. Wenn die Frage im Raum steht, jetzt muss irgendein Kerl her,

dann kann ich recht bedürfnislos werden. Es gibt für mich selber nicht die Sexualität oder die sexuellen Bedürfnisse. Das ist eine Frage, die sehr stimmungsabhängig ist, die sehr davon abhängt, ob ich nun Nähe zulassen kann oder nicht. Es gibt Gelegenheiten, wo ich mit anderen sehr ritualisiert sexuell umgehe, wo die Persönlichkeit überhaupt keine Rolle spielt. Also, ich hab nicht die Sexualität und auch nicht die sexuellen Vorlieben.

In der Art und Weise, wie der Kopfschwule sein lustbetontes Sexualitätsideal aus der negativen Abgrenzung zu den bürgerlichen Sexualnormen gewinnt, konstruiert er auch sein *Partnerschaftsideal.* Dieses gewinnt Kontur durch die Negation des Leitbildes Romantischer Liebe. Während sich dort die emotionale Zugewandtheit zwischen zwei Personen durch eine Einheit von Sexualität und Liebe auszeichnen soll und die Gestaltung des intimen Handlungsfeldes nur den sich Liebenden obliegt, entkoppelt der Kopfschwule in seinem Beziehungsmodell die wechselseitige emotive Präferenz vom Ausleben der Sexualität. Im Wege selbst auferlegter ‚Spielregeln' sind sexuelle Kontakte zu Dritten immer möglich. Dreieckskonstellationen stören hier nicht die Privatheit der sich Liebenden, sie werden vielmehr als Bereicherung verstanden. Auf Grund dieser Ambivalenz zwischen einer eher nach innen gerichteten emotionalen Präferenz der Partner auf der einen Seite und eines mehr oder weniger nach allen Richtungen offenen sexuellen Begehrens auf der anderen, sprechen wir hier von einem *geschlossen-offenen Beziehungsideal.* Folgende Äußerungen sollen es illustrieren:

Adrian, 30 J., Beamter: Mit dem Gerhard habe ich von Anfang an praktiziert und auch verabredet, dass wir keine monogame Ehe führen. Es ist zwar verboten, mit gemeinsamen Bekannten etwas anzufangen. Ansonsten ist aber alles erlaubt, und daran haben sich auch alle Beteiligten gehalten. (...) Ich denke, dass außereheliche Beziehungen einer Freundschaft grundsätzlich nicht schaden können. Monogame Beziehungen halte ich für ziemlichen Blödsinn.

Karl-Heinz, 39 J., Psychologe: Damals, als ich in die Schwulengruppe gekommen bin, gehörte es eigentlich zur allgemeinen Überzeugung, dass sich in festen Beziehungen immer noch andere Beziehungen entwickeln. Das gehörte irgendwie dazu.

Rüdiger, 39 J., Verwaltungsbeamter: Wir hatten eine so genannte offene Beziehung. Bei anderen sexuellen Kontakten haben wir darüber gesprochen, damit kein Raum für Vermutungen blieb. Wir wussten, dass kann unsere Beziehung nie tangieren. Warum sollten wir uns also so einen Krampf auferlegen, wo es doch auch noch andere hübsche Männer gibt.

Bertold, 44 J., Rechtsanwalt: Ich habe in den ersten Jahren hier immer wechselnde Kontakte gelebt, wobei immer auch Beziehungen dabei waren, aber kaum monogame. Es gab wohl auch mal monogame Phasen, aber die Grundstimmung in der Bewegung war doch KLH 1973, Kritisches Lexikon Homosexualität, dass man beim Eingehen einer Beziehung unmissverständlich klar zu machen hat, dass die nicht monogam ist. Das war eigentlich Bewegungsstandard.

Gerd, 40 J., Journalist: Zu unserer Vereinbarung gehörte, dass wir ja schließlich fortschrittliche Leute sind, die keine Ansprüche hinsichtlich Treue aneinander stellen, da das ja überholt ist. Entscheidend ist nicht, dass man mit jemandem anderen schläft, sondern dass man das seinem Partner dann auch sagt.

Sexualität und Partnerschaft

Entsprechend der kopfschwulen Handlungsorientierungen spielen Ritualisierungen bei den sexuellen Begegnungen eine große Rolle. Sie garantieren gerade dann, wenn die Männer Probleme bei der Kontaktaufnahme haben, eine *unkomplizierte* Sexualpraxis. Im anderen Fall bieten sie ein geeignetes Szenario, Sexualpartner ohne große Umschweife abzuschleppen. Dementsprechend werden diejenigen Orte der homosexuellen Subkultur bevorzugt aufgesucht, die eine schnelle und unverbindliche Kontaktaufnahme versprechen. Hierzu zählen insbesondere die Darkrooms in den Bars und die Saunen:

Adrian, 30 J., Beamter: Die erste Kontaktaufnahme ist eigentlich mein größtes Problem. Da lass ich lieber vieles auf mich zukommen. (...) Dann ist es von Vorteil, ins Tom's zu gehen, wo das Ganze viel direkter

> abläuft, das heißt, wo sich die Leute direkt an die Wäsche gehen. Ich finde das einfach ehrlicher, als wenn mich in irgendeiner Kneipe jemand anquatscht mit irgendwelchen blödsinnigen Sprüchen. Im Tom's hingegen besteht die Möglichkeit, im Dunkelraum zu verschwinden.
>
> Karl-Heinz, 39 J., Psychologe: Das ist für mich heute noch ein Problem, wenn ich jemanden kennen lerne. Da habe ich unheimliche Schwierigkeiten. (...) Am wohlsten habe ich mich immer in der Sauna gefühlt. Da habe ich die meisten kennen gelernt. Da lief das sexuell relativ unkompliziert ab.
>
> Paul, 35 J., Schauspieler: Ich fand es in der Lederszene einfach interessanter. Da konnte man gleich Sex haben oder man konnte jemanden einfach ansprechen, hast du Lust, mit mir ins Bett zu gehen, und dann ja oder nein. In den Diskotheken war das immer ein Affentheater. (...) Beim anonymen Sex kann ich auch jederzeit Schluss machen, wenn's mir nicht gefällt. Da kann ich sogar mittendrin weggehen, wenn's mir nicht passt.
>
> Horst, 49 J., Einzelhandelskaufmann: In der Schwulensauna-Situation fällt ganz viel weg von dem: ‚Der hat die falsche Jeans und die richtige Lederjacke an.' Da ging ich den Leuten an die Wäsche, ohne lange rumzuschleichen.
>
> Götz, 41 J., Lehrer: Wenn ich unter Druck stand, so nach dem Motto, jetzt muss was passieren, dann bin ich ins Tom's gegangen. (...) Innerhalb von einer halben Stunde war dann alles erledigt und du warst entleert und hattest deine innere Ruhe.

Entscheidend für das befriedigende sexuelle Erleben ist die Atmosphäre oder das Ambiente des jeweiligen Ortes. Insofern kann man den sexuellen Handlungsstil des Kopfschwulen als *situationsbezogen* definieren. Körperliche sowie persönliche Attribute des Partners treten dabei deutlich in den Hintergrund:

> Rolf, 29 J., Schauspieler: Wenn ich dann im Pornokino jemanden abschleppe, dann ist das wie so ein Erotikbonbon. Da spielt so sehr viel mit, dieses Kribbeln, dieser Reiz, das ist irgendwie sehr spannend. Man muss sich dabei auch viel Zeit lassen. Also so diese ganze Anmache, der ganze Flirt, das muss schon ne gewisse Spannung haben. Das langsame

Sich-an-jemanden-Herantasten, die leisen Berührungen, also das halte ich für sehr wichtig.

Horst, 49 J., Einzelhandelskaufmann: In der Sauna merkte ich eben, in der Situation konnte ich möglichst ohne große Umschweife sehr viele sexuelle Kontakte haben, eigentlich so viel ich konnte. (...) Anfangs war ich nicht gut in so einer Nahkampfsituation. Das hat sich erst im Laufe der Zeit herausgebildet, wie und was ich wann machen kann, wie ich mich in der Szene zu verhalten habe, wie man sich am besten verhält. Ich habe dann sehr schnell begriffen, dass ich durchaus Fähigkeiten habe, an die Situationen heranzukommen, an die ich rankommen will.

Erotische Situationen lassen sich schließlich auch beim Telefonsex erzeugen, und zwar durch eine intime Kommunikation, bei der der Körper des Partners nur noch vermittels der Stimme wahrgenommen wird:

Rüdiger 39 J., Verwaltungsbeamter: Telefonsex ist keine Art des Sagens, sondern das ist eine Art der Atmosphäre, der Stimmung, der Stimme, das ist einfach eine bessere Onanie. Die Stimme ist sehr wichtig, und ich darf die Leute nicht kennen. Ich kann das nur mit Leuten, die ich nicht kenne, und ich kann es auch nicht mit jedem. Interviewer: Was muss das denn für eine Stimme sein? Rüdiger: Die muss warm sein. Beispielsweise war die erste Stimme einfach umwerfend. Der hat ein paar Worte gesagt, und mir standen die Haare zu Berge. Die Stimme war einfach nur erotisch, so sein Timbre.

Die vorbehaltlose Orientierung am hedonistischen Sexualitätsideal kann in einigen Fällen sogar das persönliche Selbstwertgefühl beschädigen und im Extremfall massive Potenzprobleme hervorrufen. Ausschlaggebend ist hier das Leitbild, als schwuler Mann sexuell überdurchschnittlich aktiv und potent sein zu müssen. Die betreffenden Männer reflektieren zwar einerseits, dass die erlebten sexuellen Begegnungen ihren subjektiven Bedürfnissen zuwiderlaufen, auf der anderen Seite halten sie die aus den gesellschaftlichen Denkbildern abgeleiteten subkulturellen Standards jedoch für unumstößlich.

Armin, 29 J., Optiker: Ich hatte da wieder meine Schwierigkeiten, von wegen Leistungsdruck, das hatte ich da total verinnerlicht irgendwie.

> Obwohl er sich wirklich sehr viel Mühe gegeben hat. (...) Ich hatte eigentlich immer diese Angst im Hinterkopf, dass das irgendwie nicht klappen könnte, dass ich keinen hochkriegen würde. Das war eigentlich immer so der vorherrschende Gedanke.
>
> Karl-Heinz, 39 J., Psychologe: Was jetzt wieder so überwiegt, ist ein Gefühl, ich mache was falsch, ich reagiere irgendwie falsch. Also, so bei einer Kontaktaufnahme in der Sauna hört's ziemlich abrupt dann auf, ohne dass ich wusste, was ist jetzt der Auslöser. Also, wenn ich darüber nachdenke, bekomme ich so eine Ahnung, dass es an der gefühlsmäßigen Ebene liegen müsste.
>
> Götz, 41 J., Lehrer: Ich habe schon seit zwei Jahren gravierende Potenzprobleme. Es wurde immer weniger, immer weniger, und jetzt geht ohne Medikamente gar nichts mehr. Paveron heißt der Stoff, den ziehst du auf die Spritze und spritzt das in den Schwanz rein und dann hält die Erektion zwei Stunden an. Bei Potenzproblemen hast du ja im Park überhaupt keine Chance. Wenn der Schwanz da nicht innerhalb von drei Minuten steht, sagen die Mädels, ja ist gut, und wenden sich ab. (...) Das Schlimme ist, dass man in der Szene mit niemanden darüber sprechen kann. Die Tucken sind ja alle nicht ehrlich.

Diese Männer kommen nicht auf die Idee, die verinnerlichten Leitbilder zu revidieren. Die Programme für erotisch-sexuelle Handlungen haben sich so weit verfestigt, dass sie selbst dann immer wieder neu eingesetzt werden, wenn ihr Misserfolg vorprogrammiert ist.

Für die *Partnerschaften* des Kopfschwulen ist bereits entscheidend, unter welchen Bedingungen sie zu Stande kommen. Denn in der Regel wird der Kopfschwule seinen intimen Freund *zur Sexualität hin kennen lernen.* Erst dann, wenn die sexuelle Begegnung befriedigend verlaufen ist, kann sich eine dauerhafte Beziehung daraus entwickeln und werden persönliche Dimensionen am Gegenüber wahrgenommen. In dieser relativ späten Phase des Kennenlernens werden oft soziale und intellektuelle Differenzen entdeckt, die einem emotional tieferen Liebesverhältnis entgegenstehen, wie einige Männer enttäuscht feststellen:

Lutz, 25 J., Sachbearbeiter: Also, auf mich macht der Sex immer noch einen großen Eindruck. Der muss erst einmal mitspielen, bevor ich überhaupt sagen kann, mit dem treffe ich mich öfter. (...) Ich mache sowieso erst einmal nur jemand aus sexuellem Interesse oder One-Night-Stand-Sachen an. Wenn sich dann was Festeres daraus ergibt, muss ich ihn auch besser kennenlernen. Dann fangen auch die Gemeinsamkeiten an zu zählen.

Horst, 49 J., Einzelhandelskaufmann: Ich stehe auf dumme Männer. Das ist leider nicht von der Hand zu weisen, dumm und kräftig, naja, anyway.

Gerd, 40 J., Journalist: Es ist wirklich so ein feststehendes Muster, wenn ich Leute kennen lerne. Die Leute sind meistens jünger und mir intellektuell weit unterlegen. Im Moment habe ich wieder einen in der Sauna kennengelernt, bei dem habe ich mal wieder meine großen Probleme. Wir haben uns danach dann verabredet, wo er mir seine Liebe gestand. Als ich dann bei ihm beim Kaffee war, musste ich feststellen, dass bei ihm noch nicht einmal der Trend zum Erstbuch durchgeschlagen ist. Der besaß absolut gar kein Buch, nicht einmal ein Kochbuch.

Gerade weil viele Sexualpartner intellektuell ihm zu wenig zu bieten haben, sucht sich der Kopfschwule geistigen Austausch außerhalb der schwulen Subkultur, und zwar in privaten intellektuellen Zirkeln oder innerhalb der schwulen Selbstorganisation. Das Feld sozialer Begegnungen wird so sorgfältig gegen den sexuellen Erlebnisraum abgeschottet:

Jürgen, 33 J., Arzt: In der Sauna hatte ich nicht das Bedürfnis, jemanden kennen zu lernen. Ich hatte eigentlich immer gute Kontakte und Freunde. Meine schwulen Kontakte, die hatte ich eher übers Schwulenzentrum und über die schwule Ärztegruppe.

Gerd, 40 J., Journalist: Daneben hatte ich andere Kontakte. Da hat sich ein anderer Freundeskreis entwickelt. Das war so eine relativ enge Clique. Einmal Leute aus der Schwulengruppe, so die Leute, die studierten und das andere waren Leute, eher gesetzt, so ein Rechtsanwalt, ein Opernsänger und ein Arzt.

Die Schwierigkeit, zu einer Einheit von Trieb und Geist zu finden, reflektiert der Kopfschwule als ein grundsätzliches Problem. An dieser romantischen Idealform scheitere der Mensch schlechthin, also auch die Liebenden in den heterosexuellen Partnerschaften. Etliche Argumente werden gesucht und gefunden, die scheinbar belegen, dass es sich hier um nicht einlösbares Wunschdenken handele:

> Stefan, 22 J., Student: Es ist ja ein weit verbreitetes Phänomen, dass mit der Dauer einer Liebesbeziehung auch das Phänomen einhergeht, dass die immer unsexualisierter wird. Da gibt es dann wohl diesen Gegensatz von unbefleckter Reinheit und unschuldiger Liebe auf der einen Seite und dem schmutzigen Sex auf der anderen. Ich denk' mal, es ist ein weit verbreitetes Phänomen, diese Aufsplitterung von Liebe und Geilheit.

> Bertold, 44 J., Rechtsanwalt: Wenn ich an die große Leidenschaft meines Lebens denke, dann wird mir klar, dass man das sozial nicht auf die Reihe kriegt. Daran kann man sehen, dass sexuelle Leidenschaft Sozialformen immer wieder sprengt. Ich weiß jedenfalls, dass ich mit den Leuten entweder sozial oder sexuell blendend klar komme. Zusammen ist das schwierig.

Entsprechend des oben skizzierten Liebesideals realisiert der Kopfschwule in Abgrenzung zum Romantischen Liebesideal ausschließlich *geschlossen-offene Beziehungen*, in denen sich die Partner sexuelle Außenkontakte grundsätzlich gestatten. Die Realität dieser Beziehungen wird als äußerst konflikthaft und belastend geschildert. Häufig charakterisiert der Kopfschwule seine Auseinandersetzung mit dem Partner als Beziehungskrieg:

> Bertold, 44 J., Rechtsanwalt: Wir sind dann zusammengezogen, und dann kam eine ganz chaotische Zeit mit Dreiern, Vierern, Massenorgien usw. Also, wenn ich mir das heute überlege, war das von den Umgangsformen schon sehr verquer. Wir haben uns gegenseitig die Liebhaber ausgespannt. Also, da lief über Jahre hinweg ein regelrechter Beziehungskrieg, weil wir allen Ernstes damals dem anderen zugestanden haben, dass er seine Kontakte nebenbei haben konnte. Wir sind permanent untreu gewesen! Beide!

> Horst, 49 J., Einzelhandelskaufmann: Das war eine merkwürdige Dreieckskiste gewesen. Zu dem Bertram hatte ich ein wirklich starkes Liebesgefühl entwickelt, den wollte ich als Freund, zu dem Hans hatte ich eine starke sexuelle Beziehung. Hans wollte mich nicht loslassen, und Bertram wollte nur diesen Hans. Und so haben wir uns vier Jahre rumgequält. (...) Wie gesagt, es war wie 'ne schlechte Operette. Es war 'ne zerrissene Angelegenheit. Ich stand immer unter Strom. Ich war unruhig bis an den Rand der Hysterie. Es gab eben auch unheimliche Schmerzen. Ich habe mich zwischen zwei Mühlsteinen gesehen, wollte aber auch rauskriegen, wer ist der Stärkere, die Situation oder ich, der Typ oder ich. Ich hab wirklich meine letzten Reserven in Feld geworfen, um da zu überleben. Manchmal konnte ich nur noch so 'ne Handbreit die Nase über Wasser halten.

Da der Kopfschwule seine Partnerschaft ganz dem Formalismus des Modells der geschlossen-offenen Beziehung unterordnet, kann er die Verletzungen, die er seinem Freund durch sexuelle Außenkontakte zufügt, nicht antizipieren. Umgekehrt kann er die Außenkontakte seines Partners, die dieser vereinbarungsgemäß eingeht, nur erleiden:

> Gerd, 40 J., Journalist: Ich hatte immer ein starkes Verlangen, auch mit anderen Männern Sex zu haben. Wir haben dann offen drüber gesprochen. Ich bin dann auch mit seinem Auto nach Hamburg in die Sauna gefahren. Heute weiß ich, dass er das vom Kopf her akzeptieren konnte, dass ihn das aber schon sehr verletzt hat. (...)
> Es gab in diesen fünf Beziehungsjahren auch Situationen, dass er 'ne Nacht nicht nach Hause gekommen ist. Da habe ich schrecklich gelitten und die ganze Nacht nicht geschlafen. Ich habe ihm das natürlich nicht erzählt, denn wir hatten ja vereinbart, dass sowas okay ist.

Letztlich beeindrucken den Kopfschwulen die theoretisch abgeleiteten Liebes- und Sexualitätsvorstellungen so stark, dass er auftretende Widersprüche zwischen diesen Idealen und den eigenen Bedürfnissen eher zu Gunsten der homosexualitätsspezifischen Leitbilder auflöst. Das folgende Beispiel zeigt, dass der Betreffende nach einer konflikthaften Trennung nicht daran denkt, das Ideal der geschlossen-offenen Partnerschaft in Frage zu stellen:

> Stefan, 22 J., Student: Ich gehe sehr davon aus, dass mir dieser Schmerz in dieser Form nicht mehr widerfahren wird. Weil ich von vornherein keinen Hehl daraus machen werde, wenn ich einen anderen Typen kennen lerne. Ich gehe halt los und mach' es mit anderen Typen. Das ist ja das, was ich dem Dieter gegenüber immer verschwiegen habe.

Typus C: zehenspitzenschwul

Identitätskonzept

Den nächsten Typus haben wir *Zehenspitzenschwule* genannt. Der Zehenspitzenschwule verdankt seinen Namen seinem ausgeprägten Verheimlichungs- und Kontrollbedürfnis, das darauf abzielt, seine sozialen Arrangements in seinem heterosexuellen Milieu unter keinen Umständen zu gefährden. Dabei wird das eigene Sexualleben sublimiert, indem andere Lebensbereiche, wie etwa die berufliche Karriere oder das harmonische Verhältnis zu den eigenen Eltern, die Biografie grundieren und Lebenszufriedenheit herstellen. Sexualität jedenfalls spielt unter den identitätsrelevanten Aspekten des alltäglichen Lebens keine prominente Rolle:

> Theo, 56 J., Publizist: Ich wollte eine berufliche Karriere machen, hatte noch nachstudiert und bin dann schnell in eine gute Position gekommen, und das Sexuelle wäre dann sehr gefährlich gewesen.

> Hartmut, 38 J., Pfarrer: Nach Süddeutschland zu meinem Freund wollte ich nicht ziehen. Den Absprung habe ich nicht geschafft. Zum einen bin ich ein eingefleischter Norddeutscher, zum anderen auch ein sehr ängstlicher Typ, der sehr auf Sicherheiten bedacht ist. Meinen Beruf nämlich konnte ich da unten nicht ausüben, da hatte ich schon mit dem zuständigen Arbeitgeber drüber gesprochen. Der hat abgeblockt.

Obwohl der Zehenspitzenschwule seine Existenz im Wesentlichen nicht über den Leisten seiner sexuellen Erfahrungen schlägt, identifiziert er sich mit seiner sexuellen Präferenz in positiver Richtung. Schilderungen mangelnder Selbstakzeptanz sucht man bei ihm vergebens. Die eigene Homosexualität wird ohne Wenn und Aber akzeptiert:

Helmut, 42 J., Angestellter: Ich weiß, dass ich so denke und so fühle und eben homosexuell bin und dass ich damit auch leben kann und dass ich damit wenig Probleme habe.

Hans, 33 J., Taxifahrer: Also, wenn mein Vater mich jetzt auf die Frau angesprochen hätte und mich gefragt hätte, ‚Wär' das jetzt denn nichts für dich?', dann hätte ich ihm natürlich zu verstehen gegeben, dass ich das halt so empfinde. Die Lösung ist deshalb eben nicht, eine Frau kennen zu lernen, sondern einen Typen, der so ist, wie ich mir das vorstelle.

Hartmut, 38 J., Pfarrer: Ja, und mir ist dann eigentlich so klar geworden, dass ich schwul bin und so leben will.

André, 30 J., Regisseur: Je mehr ich erkannt habe, was es wirklich heißt, homosexuell zu sein, desto schmerzhafter war's auch. Bis zu dem Punkt, wo ich dann sagte, so bin ich halt und wer das nicht will, der hat Pech gehabt.

Trotz Identifikation mit den eigenen homoerotischen Gefühlen vermeiden es die zehenspitzenschwulen Männer, ihre besondere sexuelle Identität auch auf persönlicher Ebene zu dokumentieren. Stattdessen sind sie intensiv darum bemüht, nicht als Homosexuelle erkannt zu werden. Dementsprechend distanzieren sie sich nicht nur von den sich exaltiert verhaltenden und somit als schwul identifizierbaren Männern, sie meiden zudem auch ganz bewusst fast alle Formen der Face-to-face-Subkultur:

Arndt, 27 J., Postangestellter: Es gibt ja nun einige, die mit einem lila Schal durch die Gegend laufen und die richtig so die Tunte raushängen lassen. Also, ich versuche immer, mich von diesen Leuten ein bisschen zu distanzieren. Ich kann auch mit diesen Leuten wenig anfangen. Man sollte eben völlig natürlich nach außen hin wirken, sodass man mit einem Freund auch überall hingehen kann. Wichtig ist halt, dass so einer nicht vor sich hintuckt oder rumschwuchtelt, sodass man dann schräg angeguckt wird.

Theo, 56 J., Publizist: Natürlich sind wir nicht in eine schwule Kneipe gegangen. Bloß nicht! Sonst hätten wir ja gezeigt, dass man da Bescheid wüsste oder dazugehört.

Das starke Kontroll- und Verheimlichungsbedürfnis beruht beim Zehenspitzenschwulen auf der Erkenntnis, dass Homosexualität noch immer zum Außenseiter stempelt und gesellschaftlich negativ sanktioniert wird. Dabei sind sich die Männer der Stigmatisierung mit all ihren Auswirkungen stets bewusst. Anstatt diese zu verharmlosen oder zu negieren, *maximieren* sie in gewissem Sinne die Bedeutung des Stigmas, indem sie eine positive Einflussnahme auf die Einstellungen ihrer Mitmenschen geradezu ausschließen und von ihnen fast ausnahmslos nur Unverständnis und Ablehnung erwarten:

> Hartmut, 38 J., Pfarrer: Mein Vater ist sehr fromm, sehr konservativ, und dann geht für ihn auch einiges einfach nicht. Eine Auseinandersetzung mit ihm bringt nichts. Mein Vater könnte sich vielleicht so weit hinreißen lassen, dass er sagt, es gibt schwule Leute, aber dann sollen sie bitte schön enthaltsam leben. Und bei meiner Mutter ist es wohl noch extremer. Das sind so diese pietistischen, norddeutschen Kreise.

> Theo, 56 J., Publizist: In meiner Familie wurde nie darüber gesprochen. Mein Bruder ist ein Superspießer, die Eltern waren's auch. (...) Meine Mutter hat mich noch eine Stunde vor ihrem Tod, jetzt vor sechzehn Jahren, gefragt: ‚Junge, du hast doch 'ne nette Freundin?' Hab' ich ‚ja' gesagt. Und mein Vater forderte mich immer auf bis zu seinem Tode: ‚Heirate, Junge, heirate, heirate!'

> André, 30 J., Regisseur: Ich kenne eigentlich keine großen Schauspieler, Regisseure oder Dirigenten, die ihr Schwulsein nicht vor der Öffentlichkeit verborgen haben. Leute wie Bernstein oder Karajan, die alle schwul sind oder es waren, sind verheiratet und haben mit Hilfe ihrer Frau Karriere gemacht. Leute, die offen schwul sind, bekommen halt weniger Verträge.

Informationssteuerung

Die starke Überbewertung homophober Einstellungen versetzt den Zehenspitzenschwulen jedoch in die Lage, die Klischees und Vorurteile, mit denen ‚der Homosexuelle' bedacht wird, genau zu kennen, anstatt sie zu verharmlosen oder zu ignorieren. Diese übervorsichtige Einschätzung avanciert hier zur Basis einer wirksamen Informationskontrolle, da in jeder Situation mit möglichen Bloßstellungen gerechnet wird. Die Männer sind demnach in nahezu allen Lebenslagen darauf eingestellt, von Außenstehenden kompromittiert werden zu können. Aus diesem Grund verheimlichen sie ihre Andersartigkeit ganz und gar *offensiv* und zwar immer nach dem Motto: ‚Angriff ist die beste Verteidigung'. In diesem Sinne inszeniert der Zehenspitzenschwule geschickte Täuschungsmanöver, indem er sich etwa von seinem Chef eine Abmahnung wegen der vielen ‚Weibergeschichten' einhandelt oder bei seiner Wahl in den Kirchenvorstand erklärt, dass er niemals heiraten werde:

> Theo, 56 J., Publizist: Ich habe dann mal auf einer Versammlung da in diesem kirchlichen Raum erklärt, als ich als Kandidat vorgestellt wurde: ‚Meine Damen, ich möchte gleich zuvor sagen: Ich werde nie heiraten.' Und dann hat nachher die eine gesagt: ‚Lass ihn doch zufrieden. Er hat gesagt, er will nicht heiraten, dann lass ihn doch zufrieden.'

Derartige Täuschungen gelingen umso besser, je mehr sich der Zehenspitzenschwule in eine heterosexuelle Rolle hineindenkt. Dabei nimmt er in Kauf, ‚mit den Wölfen zu heulen', indem er über schwulenfeindliche Witze mitlacht, die wildesten Frauengeschichten erfindet oder seine sexuellen Partnerschaftserfahrungen auf eine Frau überträgt, gewissermaßen also ein perfektes Doppelleben organisiert:

> Arndt, 27 J., Postangestellter: Auf meinem Arbeitsplatz habe ich halt alles, was ich mit meinem Freund erlebt habe, auf eine Freundin umgemünzt. Ich hab' mir so 'ne Scheinexistenz aufgebaut, weil einige Herrschaften ja immer gerne damit rumprotzen, was sie mit einer Freundin so alles gemacht hätten. Wenn ich das dann auf diese Weise ummünze, kann ich da dann ganz gut mithalten.

Andere Männer inszenieren eine heterosexuelle Scheinexistenz mit Hilfe von ‚Vorzeigefrauen' und führen die Außenstehenden auf diesem Weg in die Irre. ‚Sandgräfinnen' streuen den Heterosexuellen dabei symbolträchtig Sand in die

Augen. Ist ihre Umwelt derart hinter das Licht geführt, berichten die Männer noch nicht einmal von Verdachtsmomenten, die gegen sie vorgebracht worden wären.

Entscheidend bei all diesen unterschiedlichen Maskierungen ist, dass der Zehenspitzenschwule seine Techniken der Geheimhaltung nicht einsetzt, um sein eigenes Selbstbild zurechtzurücken oder um sich damit selbst zu beweisen, dass er im Prinzip so normal wie alle anderen sei. Seine Verheimlichungsstrategie erweist sich deshalb als so erfolgreich, da er sie einzig und allein zum Schutz seiner eigenen sozialen Integrität einsetzt. Somit kommt es *weder zu unerwarteten Bloßstellungen*, noch lässt sich der Zehenspitzenschwule zu *unvorbereiteten Offenbarungen* hinreißen:

> Theo, 56 J., Publizist: Ich war eigentlich immer der biedere Saubermann. (...) Auf Grund meiner Saubermannsart, also so meine Art, die Sache abzulügen, habe ich nie Probleme gehabt. Wenn mich jemand gefragt hätte: ‚Bist du schwul?‘, hätte ich ‚ja‘ gesagt. Aber es hat ja nie jemand gefragt.

Intime Handlungsorientierungen

Die Tatsache, dass der Zehenspitzenschwule uneingeschränkt zu seiner Homosexualität stehen kann, ermöglicht es ihm, sein intimes Begehren nicht nur monologisch auf die eigene Lustbefriedigung oder den Aufbau einer erotischen Situation auszurichten. Bei der Sexualität wie bei den partnerschaftlichen Idealvorstellungen geht es den Männern vielmehr um ein gegenseitiges Wahrnehmen und Befriedigen von Bedürfnissen. Demnach will der Zehenspitzenschwule weniger seine körperlichen Impulse abreagieren, sondern Zärtlichkeit und körperliche Nähe *gemeinsam* erleben, und zwar im Rahmen von Männerfreundschaften:

> Arndt, 27 J., Postangestellter: Mein Partner muss mir also wirklich sehr gut gefallen. (...) Ich muss einen Typen im Bett erst einmal antesten, ob

der jetzt nur das Eine will oder ob der auch bereit ist, Zärtlichkeiten zu geben und zu empfangen. (...) Ich möchte erst einmal den Körper erkunden mit der Zunge, mit den Fingern, überall streicheln und berühren. Ja, und dann miteinander wichsen, sich gegenseitig einen blasen und eben auch Analverkehr. Wobei, bei meinem letzten Partner, da haben wir uns auch Stück für Stück da hingearbeitet, sodass der Analverkehr ziemlich die Krönung von allem ist.

Hartmut, 38 J., Pfarrer: Ich denke, man kann schönen SM-Sex machen und dabei den Partner auch immer wieder in den Arm nehmen und ihn küssen, sodass man wechselseitig merkt, dass der andere da ist. (...) Ohne absolutes Vertrauen, denke ich mal, kann man SM-Sex vergessen. Das hat sehr viel mit Kommunikation zu tun. Beispielsweise in der Nacht auf der GLSM-Party[4] hat mich mein Freund in irgendeinem Raum schön gefesselt. Und ich wusste genau, dieser brutale Hengst ist auch da, und da hab' ich zu ihm gesagt, der nicht. So. Und dann hing ich da gefesselt mit verbundenen Augen und wusste ganz genau, mit mir passiert nur das, was ich will. Da passt mein Freund drauf auf.

Hans, 33 J., Taxifahrer: Es war nicht nur Sich-einen-runterholen, sondern wir haben da stundenlang gelegen, uns unterhalten und uns gestreichelt. Es war eigentlich so eine Kombination von Zärtlichkeit und Sex.

Der Zehenspitzenschwule möchte seinen Partner in der Regel nicht zur Sexualität, sondern zur Freundschaft hin kennen lernen. Hierbei geht es ihm in erster Linie um das Erkunden von übereinstimmenden Interessen und Charaktermerkmalen. Erst dann, wenn hier Gemeinsamkeiten festzustellen sind, soll es zum sexuellen Kontakt kommen. Das folgende Beispiel illustriert, dass dies noch nicht einmal so sein muss und ein guter gedanklicher Austausch bereits zufrieden stellt:

Arndt, 27 J., Postangestellter: Mir geht es darum, die Leute kennen zu lernen, mit denen zu klönen und mitzubekommen, was die so erlebt haben. Wenn man dann mit den Leuten ein paar Stunden klönt, wenn man

[4] Mit GLSM ist ein in Hamburg ansässiger Verein angesprochen, der bis 1998 in seinen Räumen sadomasochistische Partys organisierte. GLSM steht für GayLeatherSado-Masochism.

sieht, okay, man mag sich, dann kann es zu irgendwelchen Zärtlichkeiten kommen. Nur, man muss ja nicht immer gleich im Bett landen. Das ist eine Sache, die ich absolut nicht anstrebe.

Sexualität soll hier in erster Linie *personenzentriert* innerhalb einer Partnerschaft realisiert werden. Der im Folgenden zitierte Interviewpartner ist sich im Klaren darüber, dass dazu nur diejenigen Männer fähig sind, die sich mit ihrer Homosexualität angenommen haben. Denn nur dann ist es ihnen möglich, auch Verantwortung für ihren Partner zu übernehmen:

André, 30 J., Regisseur: Ich sage eigentlich schwul oder gay, obwohl ich die Worte auch nicht gut finde. Bei homosexuell wird aber so deutlich, dass es nur um den Sex geht. Und dann gibt es die Normalen, bei denen das Wort Sex keine Rolle spielt. Es gibt ja kaum Leute, die sagen, sie seien heterosexuell. Sie sagen eher, sie seien normal. Und meine Beziehungen haben eigentlich sehr viel mit Liebe zu tun gehabt, und die ist zwischen Männern nur schwer zu finden, weil die meisten Männer Schwierigkeiten haben, zu sich selbst und damit auch zu einem anderen zu stehen.

Da der Zehenspitzenschwule trotz dieser inneren Akzeptanz bestrebt ist, seine Homosexualität unter allen Umständen zu verheimlichen, verlangt er von seinem Partner, *nach außen so normal wie möglich* zu wirken. Zudem meidet er die einschlägigen Treffpunkte in der homosexuellen Subkultur, denn szenetypisches Rollenverhalten ebenso wie feminines Benehmen gilt ihm als unattraktiv und inopportun zugleich:

Hans, 33 J., Taxifahrer: Bei den Leuten, die ich in der Szene kennen gelernt habe, schwingt oft so ein Unterton mit, so ein bisschen ‚Heididei'. Das ist für mich nicht attraktiv, und ich frag' mich manchmal, ob die Leute das gar nicht merken oder ob die das absichtlich machen, dass man's merkt, dass die schwul sind. (...)
Für mich ist es nicht selbstverständlich, einen Mann auf der Straße zu umarmen oder zu küssen, weil ich Rücksicht nehme auf mein Umfeld und nicht jemand bin, der unbedingt auffallen will.

> Arndt, 27 J., Postangestellter: Ich bevorzuge, einen Freund zu haben, der nach außen hin natürlich wirkt, also sich nicht gerade sehr schwul verhält. Mit dem gehe ich lieber in eine ganz normale Kneipe, weil ich mich da viel freier bewegen kann als in einer Schwulenkneipe (...) Also jemand, der von mir verlangt, dass ich ihn in der Öffentlichkeit umarme und abknutsche, der wär' nichts für mich. Dazu bin ich nicht bereit. Wenn er das nicht akzeptiert, müsste er eben zusehen, wo er bleibt.

Sexualität und Partnerschaft

Die starken Kontrollambitionen des Zehenspitzenschwulen sowie sein Anspruch, einen nach außen völlig normal wirkenden Partner kennen zu lernen, stellen die Männer bei der Partnersuche vor ein handfestes Dilemma. Denn wie sollen sie ihresgleichen erkennen, wenn ihren potenziellen Partnern alle Attribute einer homosexuellen Rolle fehlen und wenn sie darüber hinaus auch die Orte der schwulen Subkultur meiden. Der Zehenspitzenschwule reagiert auf das Dilemma der wechselseitigen Unsichtbarkeit mit dem Schalten von Kontaktanzeigen, und zwar eher in den örtlichen Stadtmagazinen und weniger in den einschlägigen Zeitschriften der Homosexuellenszene. Die Kontaktanzeige dient ihm als geeignetes Medium des Kennenlernens, da sie ihm größtmögliche Kontrolle einräumt. Der Anzeigentext »Tunten und Szenetypen zwecklos« wirkt dabei äußerst indikativ, da sich nur solche Männer melden sollen, denen keinerlei schwule Attribute sichtbar anhaften. Die verschiedenen Prüfebenen wirken dabei wie ein Filter, der die ungeeigneten Kandidaten aus der Masse der Bewerber peu à peu aussortiert:

> Helmut, 42 J., Angestellter: Seit meinem Coming-out habe ich immer mal wieder Anzeigen aufgegeben, so im Oxmox, also dem Hamburger Stadtmagazin. Dadurch habe ich ganz nette Leute kennen gelernt, mit denen ich noch heute in Verbindung stehe.

> Arndt, 27 J., Postangestellter: Seit fünf Jahren gebe ich regelmäßig Kontaktanzeigen auf und antworte auch drauf. Wenn dann einer auf meine Zuschrift hin anruft und sagt: ‚Du, ich habe deinen Brief gekriegt, wol-

> len wir uns treffen?', dann wäre mir das viel zu wenig, weil ich von der Person gar nichts weiß. Ein Gespräch von einer Viertelstunde am Telefon würde mir dann schon reichen. Also, ein bisschen erfahren muss ich schon über ihn, bevor ich mich mit ihm treffe. Dann kommt's natürlich auf das Äußere an, ob der nun irgendwie ansehnlich aussieht, eben auch auf die Sauberkeit und die ganze Erscheinung.

> Hans, 33 J., Taxifahrer: Ich sehe in Kontaktanzeigen, damals im Kursbuch, heute im Prinz, meine einzige Möglichkeit, jemanden kennen zu lernen. Bei diesen Kontaktanzeigen versuche ich wirklich so einen gewissen Filter vorzuschieben, indem ich beschreibe, wer ich bin und was ich erwarte.

Die Kontaktanzeige kann darüber hinaus durch zusätzliche Kontrollmechanismen sicherstellen, dass es zu keinen kompromittierenden Situationen kommt. Denn der Zehenspitzenschwule ist sich sehr im Klaren darüber, dass gerade die sexuellen Kontakte zu anderen Männern ihn als Homosexuellen entlarven könnten. Somit stehen insbesondere die potenziellen Sexualpartner unter Verdacht, da im Ernstfall sie es sind, die den Zehenspitzenschwulen bloßstellen könnten:

> Hartmut, 38 J., Pfarrer: Wenn ich Annoncen aufgebe, brauche ich eine Kontaktadresse. Sonst ist mir das zu heiß. Ich habe da dann eine Vertrauensperson, der sag' ich dann, unter dem Namen kommt Post zu dir und die ist dann für mich. Ich verschicke zudem auch keine Fotos und gebe meine Telefonnummer nicht an. Denn ich melde mich immer mit vollem Titel. Deshalb sollen die erstmal ihre Telefonnummer angeben, und dann melde ich mich.

Größte Vorsicht bei der Wahl der Sexualpartner gilt für alle Kennenlern-Situationen. Die Männer meiden jedes Abenteuer, da es die Chance unvorhergesehener, möglicherweise kompromittierender oder ungewollter sexueller Zwischenfälle erhöht:

> Theo, 56 J., Publizist: Ich blieb ihm gegenüber ganz reserviert. Ich wollte mir da nichts kaputtmachen. Ich wusste ja nicht, was der wirklich wollte. Ich dachte, wenn ich den jetzt irgendwie angehe und der ist gar

nicht so und erzählt das irgendwie weiter - das ist immer das Schlimme gewesen.

Hartmut, 38 J., Pfarrer: Ich lasse mich gerne ficken. Ich erwarte allerdings vom Partner Rücksicht und Einfühlungsvermögen. So nach dem Motto: 'Ohne Gleitkrem reingestoßen, rumgefickt und wieder rausgeholt', das möchte ich nicht haben. Interviewer: Hat es sowas Unsensibles denn schon mal gegeben? Hartmut: Nöh.

Obwohl der Zehenspitzenschwule personale Bindungen mit anderen Männern ausdrücklich anstrebt, hindern ihn seine starken Kontrollambitionen daran, solche Partnerschaften zu realisieren. Fern von großer Leidenschaft wirken seine Beziehungen wie *kumpelhafte Männerfreundschaften*, deren homoerotischer Charakter für Außenstehende verborgen bleibt.

Arndt, 27 J., Postangestellter: Meine Eltern wissen darüber nicht Bescheid, haben aber meinen Freund so akzeptiert. Die haben meinen Freund akzeptiert, wenn der die Wochenenden hier war, wobei ich denke, dass die natürlich eine Ahnung haben. Bei dieser Ahnung möchte ich es aber belassen, weil ich nicht weiß, wie die das aufnehmen würden, wenn ich ihnen das bestätigte. Es war also ein Freund von mir, nicht mein Freund, sondern nur ein Freund auf platonischer Basis.

Auffällig ist, dass in diesen Partnerschaften Sexualität eine eher untergeordnete Rolle spielt:

Hartmut, 38 J., Pfarrer: Unsere Beziehung war in der Hauptsache keine sexuelle. Wir waren mal vier Wochen in Ägypten, haben dort Urlaub gemacht und in diesen vier Wochen nur drei Mal miteinander geschlafen. Nicht etwa, weil wir kaputt waren oder keine vernünftigen Betten hatten, sondern weil das Sexuelle nicht das Ausschlaggebende war.

In manchen Fällen geben sich die Männer sogar damit zufrieden, die sexuellen Erlebnisse ihres Kumpels durch die Zimmerwand belauschen zu können:

Theo, 56 J., Publizist: Wir waren dann auf Sylt, wo ich die dann immer alle bekochte. Ich schlief dann vorne im Wohnzimmer und die anderen beiden hinten. Ich hab' mich dann natürlich tiefschlafend gestellt, aber trotzdem alles gehört. Das hat mich auch nicht minder angemacht, muss ich sagen. Ich lag dann da mit 'nem Ständer im Bett und hab' alles mitbekommen.

Das Ende dieser Beziehungen wird in rationaler Art und Weise, meistens ohne tiefe Gefühlsregungen, quasi geschäftsmäßig vollzogen. Die Beteiligten kommen überein, sich nur noch auf freundschaftlicher Basis weiter treffen zu wollen. Somit vergrößert sich mit der Zeit der schwule Bekanntenkreis der zehenspitzenschwulen Männer durch eine Anzahl ihrer ehemaligen Liebhaber.

Die sexuelle Genügsamkeit, welche diese Männer oftmals dokumentieren, gleichen sie durch eine hohe Frequenz an autoerotischen Handlungen wieder aus. Selbstbefriedigung erlangt alternativ zur Sexualität, die sonst fast nur innerhalb von Partnerschaften gelebt wird, einen hohen Stellenwert und wird teilweise sogar als besonders genussvoll bewertet:

Arndt, 27 J., Postangestellter: Andere Leute zum Beispiel, das habe ich schon gemerkt, die müssen dann zum Bahnhof hinfahren und sich einen Stricher holen, um ihren Druck abzulassen. Wenn ich hingegen keinen Partner hab', dann kann ich gut damit leben, dann befriedige ich mich selbst.

Helmut, 42 J., Angestellter: Ich habe immer mit großen Teleobjektiven gearbeitet. Und dann hole ich mir meine Bud-Spencer-Typen aus der Tarnung heraus ganz dicht ran. Das Bild benutze ich dann als Wichsvorlage. Denn, wie gesagt, es gibt keine entsprechenden Magazine. Ich muss die Leute selber fotografieren.

Hans, 33 J., Taxifahrer: Natürlich ist das, was ich am häufigsten mache, dass ich mir einen runterhole. Das kann ich auch schon drei-, vier Mal am Tag machen. Wenn ich dann immer loszuckeln müsste, hätte ich ja wirklich nichts anderes mehr zu tun. (...) Ich möchte beinahe behaupten, dass ich die erregtesten sexuellen Erlebnisse mit mir selbst erlebt habe, weil ich da eben wirklich all das machen kann, was ich reizvoll finde und was andere vielleicht nicht so bieten können oder wollen.

Typus D: herzschwul

Identitätskonzept

Der *Herzschwule* erhielt seinen Namen, weil er seinen Gefühlen stark vertraut und im Zweifelsfall eher im Einklang mit seinen Empfindungen entscheidet. Natürlich leidet auch der Herzschwule unter seinen ersten homosexuellen Gefühlen und Erlebnissen, da sie die sozial vorgezeichnete heterosexuelle Rolle in Frage stellen. Der Einsicht folgend, dass sich die eigenen Gefühle auf Dauer weder unterdrücken noch verbergen lassen, hat sich der Herzschwule dazu durchgerungen, *schwul leben und sich dazu bekennen zu wollen*. Diese anfänglich schwierige Phase des Sich-selbst-Vergewisserns illustriert der folgende Bericht recht eindrucksvoll:

> Ronald, 27 J., Industrie-Designer: Anfangs war mir gar nicht bewusst, dass etwas anders oder faul sein könnte, bis die dann alle anfingen, na, haste 'ne Freundin,: immer dieses ‚din' hintendran. Das hat mich irritiert. Ich hab wohl auch schon bösartige Witze gehört über Schwule. Da wusste ich nicht genau, um was es geht, aber es hat mich doch schon irgendwie berührt. Obwohl ich nicht wusste, was das mit mir zu tun hat, hat das irgendwie gewirkt. Ich hab' dann gemerkt, dass ich stiller war als sonst und irgendwie auch hingehorcht hab'. Und so peu à peu hab ich dann die verschiedenen Strippen zusammengebracht und irgendwie gemerkt, das hängt zusammen und okay, ich selbst bin halt schwul. Wie ich das dann für mich selbst raus hatte und auch vor mir selber zugeben konnte, stellte sich die Frage, was tun? Das war zuerst eine üble Phase. Ich habe mich nur verkrochen, mir war überhaupt nicht klar, wie das gehen sollte, wie ich überhaupt als Schwuler und damit auch als so etwas wie ein Aussätziger leben sollte.

Der Herzschwule entwickelt sein Selbstbewusstsein im gedanklichen Austausch mit anderen Schwulen sowie heterosexuellen Freunden, die ihn in seiner abweichenden Identität bestätigen und ihm als, wie es ein Befragter nannte, ‚Mannschaft im Rücken' zur Seite stehen. Da er bei Anfeindungen auf diese sozialen Ressourcen zurückgreifen kann, ist es ihm möglich, seine Identität ohne Vorbehalte auch *persönlich zu bezeugen.* Selbstbewusst begreift sich der Herzschwule auf Grund seiner eigenen Empfindungen als schwul und steht schließlich nicht ohne Stolz zu seiner Eigenart:

> Michael, 21 J., Zivildienstleistender: Das war für mich einfach klar, es war einfach ein schöneres Gefühl, daran zu denken, mit einem Mann zusammen zu sein.
>
> Lars, 23 J., Student: Soweit ich mich zurückerinnern kann, hab' ich nie an etwas anderes gedacht. Also, für mich gab's eben nichts anderes.
>
> Ralph, 26 J., Verkäufer: In Wirklichkeit ist dieser Schwulenhass nichts als - es ist kein Hass, es ist Neid. Es ist wirklich Neid, aber mach das den Leuten mal verständlich.
>
> Pierre, 25 J., kaufmännischer Angestellter: Das Schizophrene ist ja, dass jeder sagt, er sei normal. Aber wie weit ist er denn normal? Ich begreife mich auch als normal. Ich bin halt ganz normal schwul. Naturbedingt schwul. Da gibt's nichts dran zu rütteln, das ist halt so.

Obwohl sich auch der Herzschwule auf intellektuellem Niveau mit den Lebensbedingungen Homosexueller auseinander setzt, entscheidet er vor allem auf der Grundlage seiner eigenen Gefühlswirklichkeiten. Die Erkenntnis, zu einer abweichenden Minderheit zu gehören, bedeutet für ihn jedoch nicht, diesen Minderheitenstatus unkritisch verinnerlicht zu haben. Stattdessen wird dieser hinterfragt und als gesellschaftlich konstruiert bloßgestellt:

> Pierre, 25 J., kaufmännischer Angestellter: Ja, was mich unheimlich aufregt, dass so viele Leute immer sagen, ja, die Schwulen, die gehen mit Männern ja nur ins Bett, da steht sonst nichts dahinter. Dann frage ich mich, von was leben denn die Bordelle oder woher kommen denn die Päderasten? Oder die unzähligen Männer, die noch ein Verhältnis mit einer anderen Frau haben. Das sind doch alles Triebe, die in einem vorkommen. Und wenn man die alle, also die Päderasten, die Schwulen und

> die Lesben, die Fremdgänger und die Bordellbesucher in einen Topf schmeißt, dann bleibt eigentlich nur eine Minderheit übrig.

Im Gegensatz zum Zehenspitzenschwulen dokumentiert der Herzschwule auch auf *persönlicher Ebene*, dass er sich zur Gruppe der Schwulen zugehörig fühlt. Während der verschwiegene Typus die schwule Subkultur und alle Männer, die durch ihr Rollenverhalten als schwul auffallen, nachhaltig meidet, sucht der Herzschwule geradezu die *Nähe zu Seinesgleichen*:

> Hannes, 22 J., Regieassistent: Das erste Mal auf einer schwulen Disco gewesen zu sein war einfach toll. Es war das erste Mal, dass ich so viele Schwule auf einem Haufen gesehen habe. Das war ein tolles Erlebnis, das zu sehen und dadurch auch so ein Gefühl der Stärke zu kriegen.

> Ralph, 26 J., Verkäufer: Ich bin immer gern in die Sub gegangen, nicht um jemanden abzuschleppen, sondern einfach, um unter meinesgleichen zu sein.

> Roman, 24 J., Einzelhandelskaufmann: Also, heute sieht's so aus, dass mein Bekanntenkreis zu 95 oder 98 Prozent schwul ist, ich also kaum noch Heteros kenne. Und selbst mein Arbeitsplatz, der ist schwul. Ich arbeite in einem Computerladen. Mein Chef ist schwul, und meine Kollegin ist so eine halbe Lesbe.

Der Gedankenaustausch im privaten Freundeskreis oder in den diversen Selbsterfahrungsgruppen der schwulen Selbstorganisation dient dem Herzschwulen nicht nur zur Identitätsfindung und -sicherung, sondern auch zur *Reflexion alternativer Lebensformen*. Dabei zeigt er ein vitales Interesse an einer Lebensgestaltung, die es ihm ermöglicht, sich als Schwuler in einer heterosexistischen Umgebung zu behaupten.

Das positive Selbstbild, das der Herzschwule individuell empfindet und im Handeln persönlich dokumentiert, ermöglicht es ihm, das gesellschaftlichen Stigma *realistisch* einzuschätzen und es als Ausdruck realer gesellschaftlicher Verhältnisse ernst zu nehmen. Von einer solchen Bewertung zeugen zahlreiche

Prüfungen, bei denen sich der Herzschwule en détail ein Bild von seinem Gegenüber zu machen versucht:

> Jens, 19 J., Angestellter: Also, ich denke mir, es ist leichter, es einem Zwanzigjährigen beizubringen, als einem Kollegen, der an die sechzig ist. Bei denen herrscht noch immer dieses Schubladen-Denken vor, und zwar auf allen Ebenen. Bei den Jüngeren, so in meinem Alter, ist schon mehr Offenheit vorhanden. Die sind ja auch ganz anders erzogen worden.

> Robert, 29 J., Altenpfleger: Ja, bei einem Patienten, den ich jetzt habe, der fragt mich fast ständig, ob ich denn 'ne Freundin habe, und dann sag' ich oft: ‚Nee.' Dem habe ich's noch nicht erzählt, weil der so um die 80 Jahre alt ist. Wenn ich den jetzt noch länger betreue, dann werde ich's ihm wohl erzählen. Ich bin mir aber bewusst, dass es problematisch werden kann, weil ich den auch wasche, also körperlich einen sehr engen Kontakt zu dem habe.

Informationssteuerung

Für die Informationskontrolle des Herzschwulen ist ausschlaggebend, dass ihm die früheren Schwierigkeiten bei seinem eigenen Selbstfindungsprozess stets bewusst sind. Die Erinnerung der eigenen Selbstzweifel und Konflikte stellt ein wichtiges Moment seiner Informationskontrolle dar. Sie bewirkt, dass er in der Regel negative Reaktionen seiner Mitmenschen erwartet, sollten sie seiner Andersartigkeit gewahr werden:

> Jens: Ich erwarte ja auch von keinem, dass er das akzeptiert und dass gesagt wird, ach, find' ich ja toll.

> Ronald, 27 J., Industrie-Designer: Bei einem Ferienaufenthalt bei meiner Tante habe ich das meinem besten Freund aus der Jugendgruppe geschrieben und ihm mitgeteilt, dass es mir schwer fällt, mit ihm direkt zu reden und er mir bitte zurückschreiben möchte. Zudem sollte er bitte keinem was davon erzählen. Er hat aber nicht reagiert. Nach den Ferien und meiner Rückkehr in die Clique war es eine sehr komische Situation. Da waren sie alle versammelt, hey hallo und wie war's in den Ferien.

> Tags darauf haben wir uns dann getroffen und erst mal vier Stunden diskutiert. Das war die härteste Phase in der Geschichte überhaupt. Und Schiss hab' ich wohl gehabt, also mehr wie Abi und Führerschein zusammen. Es war hart. Er hat aber gut reagiert und hatte es auch den anderen erzählt. Da habe ich begriffen, dass ich diese Sache in der Clique schon durchlebt hatte und die Leute das akzeptierten.

Da eher negative Reaktionen erwartet werden, wägt und prüft der Herzschwule in jeder Situation stets erneut, wem und wann er sich offenbart. Dieses *situations- und personenabhängige Eröffnen* kann auch bedeuten, sich aus guten Gründen einmal zu verleugnen und die eigene sexuelle Orientierung nicht preiszugeben. Insofern lebt der Herzschwule eher *bedingt offen*:

> Klaus, 41 J., Angestellter: Mein Arbeitskollege fragte mich einmal ganz unverblümt, sagen Sie mal, leben Sie eigentlich mit einem Mann zusammen? Da habe ich geantwortet: ‚Haben Sie etwa Probleme mit meiner Sexualität? Ich nicht!' Und damit war das Thema gegessen. Ich belüge die Leute nicht, ich antworte aber auch nicht immer.

> Hannes, 22 J., Regieassistent: Ich möchte eigentlich nicht allen Leuten erzählen, dass ich schwul bin. Andererseits finde ich es auch wirklich nicht schön, wenn die Leute das von sich aus nicht merken. Ich weiß oft nicht, wie ich mich verhalten soll. Also, soll ich mir einen rosa Winkel an die Jacke machen, damit die Leute wissen, woran sie sind? Das möchte ich eigentlich nicht. Dann kommst du immer wieder in diese Situation, wo ich merke, die Leute gehen von was vollkommen Falschem aus.

> Jens, 19 J., Angestellter: Es ist immer auch von der Person abhängig. Also, wenn ich das Gefühl habe, dass derjenige damit umgehen kann, dann sage ich auch ohne weiteres: ‚Ich habe eben keine Freundin, weil ich schwul bin.' Wenn ich aber genau weiß, das geht bei demjenigen nach hinten los, dann lasse ich das. Bei Leuten, die oben im Kopf wirklich dicht sind, wo man genau weiß, da kriegt man's nicht mehr rein, da lass ich's bleiben, mit denen leg' ich mich nicht an.

Die bedingte Offenheit bedeutet allerdings nicht, dass der Herzschwule vor unerwarteten Bloßstellungen gefeit wäre. Allerdings ist er ihnen nicht hilflos ausgeliefert. In den Fällen, in denen homophobe Reaktionen sein Selbstwertgefühl verletzen, ist er zur *effektiven Gegenwehr in der Lage*. Folglich grenzt nicht jede diskriminierende Handlung automatisch aus. Sie kann auch erfolgreich zurückgewiesen werden:

> Ronald, 27 J., Industrie-Designer: Mein Chef ist dann mal irgendwann angekommen und hält meine Jacke so spitzfingerig an der Hand und fragt, was ist denn das? Sag' ich: ‚Das ist meine Jacke', weil ich zuerst gar nicht wusste, was der will. Und er: ‚Nein, das da?' Und dann hat er auf diesen Button gezeigt und dann wusste ich, woher der Wind wehte. Das war nämlich dieses Männerzeichen, zwei Kreise, zwei Pfeile. Dann hab' ich absichtlich gesagt: ‚Das ist ein Button.' Ja, und was da drauf ist? Sag ich: ‚Das sieht man doch vollkommen. Das sind zwei Männlichkeitszeichen und das bedeutet schwul. Das ist so, dafür trete ich ein, dafür steh' ich absolut gerade.' Dann war er vollkommen in Rage und hat gemeint: ‚In meiner Werkstatt gibt's das nicht, ich kann dich schmeißen, das werde ich auch.' Der hat sich kaum noch kontrollieren können, der hatte Lust gehabt, mir sofort eine reinzumöbeln. (...) Ich war in dem Moment verdammt aufgeregt und geschockt auch. Nur ich hatte auch das Gefühl, dass der mir nichts kann. Ich hatte eher so die Panik, wie geht's jetzt weiter, werde ich in München bleiben können, wo kommt mein Geld her etc. Andererseits wusste ich genau, der ist geliefert, mal gucken, was passiert. (...) Dann drohte er mir, er geht zur Handwerkskammer. Sag' ich: ‚Ist in Ordnung, ich gehe auch zur Handwerkskammer.' Genau das habe ich dann gemacht und die Sicherheitsbedingungen am Bau bemängelt. Dann kamen sie an mit der Baupolizei und haben das Projekt erst einmal gestoppt. Dadurch hat sich das um ein dreiviertel Jahr verzögert. (...) Da war bei mir so der Punkt erreicht, wo ich ‚nein' gesagt habe. Und von da an hatte ich Ruhe mit dem Mistkerl.

Im privaten Umfeld hingegen ist der Herzschwule zu Kompromissen nicht bereit. Jene Personen, die ihm etwas bedeuten, erfahren von seiner Homosexualität. Hierzu gehören insbesondere die eigenen Eltern. Auch hier berichten Herzschwule wie viele andere Männer von teilweise schwierigen Auseinandersetzungen. Diese münden jedoch nicht in einen Abbruch der Eltern-Sohn

Kommunikation, sondern in einer Aussöhnung. Zu dieser Verständigung trägt nicht nur bei, dass der Herzschwule auf eine Eröffnung grundsätzlich eher negative Reaktionen seiner Umwelt erwartet und sich entsprechend gewappnet hat. Den Konflikt entschärft auch sein Verständnis für die ablehnenden Gefühlsregungen der anderen. Die Fähigkeit, sich in die Lage der anderen zu versetzen, transformiert die Auseinandersetzung auf eine ganz *persönliche Ebene*. Dies ist bei der Offenbarung vor den eigenen Eltern von besonderer Bedeutung. Dort gelingt dem Herzschwulen eine Verständigung, da er einerseits die elterlichen Ängste und Nöte als Mitaddressaten von Stigmatisierung nachvollziehen kann, andererseits aber vor den Eltern auch um Verständnis für seine eigenen persönlichen Gefühle wirbt:

> Hannes, 22 J., Regieassistent: Ich habe erst meine Tante eingeweiht, weil ich wusste, dass die so ziemlich die beste Freundin meiner Mutter ist. Bevor ich's meiner Mutter sagte, wollte ich meine Tante informieren, damit meine Mutter eine Anlaufstelle hat, wo sie sich ausheulen kann und wo sie sich selber nicht überwinden muss, das Thema anzusprechen. (...) Ich kann meine Mutter verstehen, wenn sie angewidert ist. Ich finde das zwar nicht gut, wie sie reagiert. Es ist für sie wohl kein Problem, das intellektuell zu akzeptieren. Sie kriegt halt trotzdem zu viel, wenn sie zwei Männer im Arm sieht.

> Roman, 24 J., Einzelhandelskaufmann: Ich glaube, meine Mutter und ich, wir waren zu dem Zeitpunkt beide überfordert. Ich hab' versucht, sie irgendwie zu trösten und sie davon zu überzeugen, dass ich nicht krank bin und dass es so okay ist, dass es mir so gefällt und ob sie das nicht verstehen könnte. (...) Irgendwann hab' ich ihr mal 'nen Bild von meinem Freund mitgebracht und dann mal einen Artikel aus der Zeitung. Die hatte ja vorher nie einen Schwulen gekannt und wusste ja überhaupt nicht, was da abläuft.

Vor dem Hintergrund dieser sehr persönlichen und sich über einen längeren Zeitraum erstreckenden Auseinandersetzung sind die Eltern in der Lage, ihre eigenen Vorurteile zu revidieren und die Homosexualität ihres Sohnes zu akzeptieren. Da sie die Gefühlswelt ihres Sohnes verstehen, können sie ihm auch

Ratschläge mit auf den schwulen Lebensweg geben, sodass der Sohn nicht nur oberflächliche Toleranz, sondern aufrichtige Anteilnahme erfährt:

> Rainer, 31 J., Lehrer: Naja, das Thema war mit meinem Vater dann so ziemlich durch, bis er dann noch abschließend meinte: ‚Du wirst ja jetzt auch Bekanntschaften machen mit Männern. Ich will dir nur eines mit auf den Weg geben: sei wählerisch, mein Sohn, sei wählerisch.' Das fand ich toll, da ich so eine Aussprache und so eine Zustimmung nicht erwartet hatte.

Die Eltern der Herzschwulen respektieren schließlich nicht nur ihren schwulen Sohn, sondern auch dessen schwulen Partner. Das Verhältnis zwischen beiden hat sich völlig normalisiert:

> Ronald, 27 J., Industrie-Designer: Bei meinen Eltern ist das Thema ‚schwul' längst gegessen. Meine Mutter beurteilt meine Partner nach dem Menschen. Mein Daddy ist eher sach- als menschenorientiert. Also meine Partner kann ich immer vorstellen.

> Lars, 23 J., Student: Meine Partner können hier immer schlafen. Meinen letzten Freund hat meine Mutter fast abgöttisch geliebt. Er kann nicht kochen und wenn er was nicht weiß, dann ruft er hier an, und sie erklärt ihm das und noch und nöcher. Also, das ist kein Thema mehr.

> Wolfgang, 35 J., Sozialpädagoge: Für meine Eltern ist das heute ganz normal. Mit denen ist es eh nicht katastrophenmäßig abgelaufen. Meine Story lässt sich doch nun wirklich schlecht erzählen. Wenn alle Schwestern bei ihren Elternerlebnissen anfangen zu weinen und ich dann mit meiner platten Story ankomme, dann zückt doch keiner mehr ein Taschentuch.

Die Männer bekunden hier nicht nur persönliche Identität, sie *genießen auch soziale Anerkennung*, da ihre Partnerschaften als schwule Lebensgemeinschaft respektiert werden. Insofern bringt der Herzschwule hier die unterschiedlichen Ebenen von individuell empfundener, persönlich dokumentierter und sozial anerkannter Identität zur Deckung. Diese Konsistenz dokumentiert er auch innerhalb der Öffentlichkeit. Hier will er seine Mitmenschen nicht provozieren, sondern ist bestrebt, seinen eigenen Bedürfnissen authentischen Ausdruck zu verleihen:

> Ronald, 27 J., Industrie-Designer: Mit so'ner gewissen Wut im Bauch denke ich mir, dass es einfach mein Recht ist. Wenn sich andere Leute in der U-Bahn abknutschen, dann will ich das auch dürfen. Wenn mir danach ist, mache ich das auch. Im Endeffekt aber hat dieses aggressive Verhalten für mich genauso wenig Wert wie das Verstecken. Beides ist irgendwie künstlich. Ich will da ganz normal rangehen, also so wie's geht, wenn mir danach ist.

> Lothar, 48 J., Altenpfleger: In der Öffentlichkeit gehe ich ganz selbstverständlich damit um. Ich empfinde es als mein Recht, dass ich einen Menschen, den ich liebe, zur Begrüßung umarmen und ihm einen Kuss geben kann. Natürlich will ich nicht provozieren, den anderen aber schon vermitteln, dass ich diesen Menschen liebe und stolz darauf bin, ihn ein Stück seines Weges begleiten zu können.

Intime Handlungsorientierungen

Die Flexibilität, die der Herzschwule bei der Informationskontrolle dokumentiert, manifestiert sich auch in seinen intimen Handlungsorientierungen. Leitbilder und Ideale werden relativiert und zu *individuellen Handlungsrichtlinien* ummodelliert. Somit akzeptiert der Herzschwule Teile des Romantischen Liebesideals, da er den Wunsch nach sexueller Befriedigung häufig an eine Liebeserwartung koppelt. Innerhalb dieser Liebesbeziehung sollten Sexualität und Liebe eine Einheit bilden:

> Ralph, 26 J., Verkäufer: Mein Freund macht leider diese Trennung zwischen Liebe und Sexualität. Diese Unterscheidung zu machen fällt mir verdammt schwer. Dieses Rumgebumse hat für mich nichts Zwischenmenschliches. Da benutze ich ja nur jemanden zu meinem Vergnügen. Da schätze ich ja nichts mehr an dem Menschen, der ist dann für mich nur noch Loch.

Lars, 23 J., Student: Es ist nicht so, dass ich gleich mit jemandem am selben Abend, an dem ich ihn kennen gelernt habe, ins Bett gehe. Ich habe auch keine Schwierigkeit, jemandem dann ‚nein' zu sagen. Wenn der dann zurücksteckt, dann sucht er eigentlich nur etwas, um sich abzureagieren. Dann war ich als Mensch nicht interessant, noch nicht einmal als Körper. Da leg ich dann keinen Wert drauf.

Kurt, 43 J., Krankenpfleger: Viele schwule Männer sind mir zu oberflächlich. Die wollen mich nur einmal nackig sehen und einmal mit mir schlafen, um zu sehen, wie das ist. Das ist wie Pornoheftchen blättern, immer wieder was Neues. Das will ich nicht. Dazu bin ich mir zu schade.

Die Liebeserwartung des Herzschwulen findet in der emotionalen Zugewandtheit zu seinem Partner ihren Ausdruck. Das bedeutet, dass für den Herzschwulen der jeweilige Partner zum wichtigsten Bezugspunkt aufrückt. Intime Partnerschaften sollen somit *emotional geschlossen* strukturiert sein, wie die folgenden Beschreibungen verdeutlichen:

Raymond, 29 J., Arzt: Ich bin halt jemand, der sich nur auf einen Menschen konzentrieren kann. Ich kann mir nicht vorstellen, dass es innerhalb einer Beziehung noch jemanden anderes geben kann.

Robert, 29 J., Altenpfleger: Es muss schon eine engere Zweierbeziehung sein. Auf jeden Fall sollte man füreinander die wichtigste Person sein. Also, ich könnte mich schlecht auf eine Beziehung einstellen, bei der zwei Leute gleich wichtig für mich wären.

Gleichwohl wird der mit dem Romantischen Liebesideal verbundene Treueanspruch als unrealistisch zurückgewiesen. Hierbei zeigt sich, dass der Herzschwule aus den verfügbaren Wunschbildern nur diejenigen Elemente herausgreift, die er als subjektiv relevant einstuft:

Ralph, 26 J., Verkäufer: Ich kann von niemandem verlangen, dass er mir den Rest des Lebens treu ist. Ich kann niemanden in einen Käfig sperren und sagen, du gehörst mir. (...) Diese romantische Vorstellung von Treue ist natürlich Utopie. Die Realität ist nämlich anders.

Frank, 21 J., Angestellter: Eine monogame Beziehung gibt's nirgendwo, in der schwulen Szene sowieso nicht. Ich habe auch viel Verständnis, aber wenn es zu viel wird mit dem Fremdgehen, dann kann ich explodieren. Ich bleibe dabei immer ganz freundlich, trete den Leuten dann aber gehörig auf den Schlips. Das ist ja auch eine Leistung, wenn man das so kann.

Pierre, 25 J., kaufmännischer Angestellter: Menschen sind halt von Natur aus promisk. Es macht für mich aber einen Unterschied beim Fremdgehen, ob ich mit jemandem einfach mal eine Nummer schiebe oder ob ich mich in jemanden anderes verknallt habe. Das Risiko besteht darin, dass man nicht dagegen immun ist, sich in den Nächsten zu verknallen.

Der Abgleich mit den eigenen Empfindungen führt zu der Erkenntnis, dass Fremdkontakte nicht ohne Einschränkung ausgelebt werden sollten. Der Herzschwule weiß aus eigener Erfahrung, dass sich eine sexuelle Begegnung nicht immer problemlos von emotionaler Zugewandtheit trennen lässt. Insofern ist ihm das potenzielle Risiko von Außenkontakten bewusst. Eigene Erfahrung führt dann dazu, liebgewonnene Ideale auf den Prüfstand zu stellen, sie gegebenenfalls zu verändern oder sogar komplett über Bord zu werfen:

Ronald, 27 J., Industrie-Designer: Normalerweise habe ich immer die Meinung vertreten, dass man mit einem anderen Typen auch mal was nebenher haben kann. Bei dem Kerl habe ich aber festgestellt, dass ich von keinem anderen mehr was wollte und selber plötzlich auch tierisch eifersüchtig geworden bin. Mit dem wollte ich am liebsten für immer zusammen bleiben. Der Gedanke war wir völlig neu, da ich so ein Heiratsablehner bin. Damals habe ich aber kapiert, dass es einen solchen Wunsch auch wirklich innerlich gibt.

Manchmal ist kaum noch erkennbar, mit welchen Idealen oder Wunschbildern sich der Herzschwule überhaupt noch identifiziert. Gängige subkulturelle oder gesellschaftliche Vorbilder und Klischees sind es jedenfalls nicht:

Jens, 19 J., Angestellter: Traumprinz klingt für mich irgendwie so wie perfekt sein. Eben alle Anforderungen, die ich stelle, hundertprozentig zu erfüllen. Das kann es nicht geben, weil es den perfekten Menschen

> nicht gibt. Jeder Mensch hat seine Fehler, von daher gibt es auch den Traumprinzen nicht. (...) Ich halte auch Liebe auf den ersten Blick für eine Utopie, das gibt es nicht. Es gibt vielleicht ein Verliebtsein auf den ersten Blick, dass man jemanden sieht und feststellt: Hoppla, der sieht gut aus oder den finde ich attraktiv.

In gleicher Art und Weise, wie der Herzschwule das Leitbild der Romantischen Liebe relativiert, schneidet er auch das in der schwulen Subkultur etablierte hedonistische Sexualitätsideal auf seine eigene Bedürfnislage zu. Die Idee, flüchtige Sexualkontakte zu leben, zählt zwar in das Repertoire seiner Handlungsalternativen, allerdings wird sie nicht mit der selben hohen Priorität versehen wie der Wunsch nach einer emotional-geschlossenen Partnerschaft:

> Pierre, 25 J., kaufmännischer Angestellter: Es gibt Leute, die reizen mich nur sexuell, da weiß ich von vornherein, dass das nie etwas mit 'ner Partnerschaft geben würde. Und bei anderen habe ich einfach das Verlangen, die wieder zu sehen. Mit denen will ich dann auch nicht gleich ins Bett. Die will ich erst so kennen lernen.

Auffällig ist, dass der Herzschwule einige Ritualisierungen, wie sie in Teilen der Subkultur entwickelt worden sind, als unangemessen und für sich inakzeptabel zurückweist. Er zieht es vor, die intimen Handlungsziele mit seinem jeweiligen Partner frei von strukturierenden Regeln und Normen zu erkunden und festzulegen:

> Raymond, 29 J., Arzt: In der Lederszene ist das recht fürchterlich mit den Normen. Das ist ja so: Kaum ist man aus dem einen Normensalat raus, stürzt man sich in den nächsten. Zum Beispiel hier in diesem Tom's läuft es auch sehr stark nach bestimmten Regeln ab. Damit habe ich so meine Probleme. Ich lasse ich mich ungern in so ein Schema pressen, wo alles zu stereotyp wird und so einem Ritual folgt.

> Ronald, 27 J., Industrie-Designer: Dieses ewige Benimmgepeile in der Sub, das geht mir schon auf den Senkel. (...) Dieses Sich-so-Produzieren, wer schreit jetzt am lautesten, wer hat den lustigsten Witz, dieses Miss-Piggy-Haare-Schmeißen und dann dieses Mausi und Schatzi und dieser ganze Quatsch. Die Leute stehen da immer so gekonnt locker

herum. Also krampfhaft locker, will ich mal sagen. Und diese ganzen Radarblicke, die streifen durch den Raum immer hin und her, jeder tastet den anderen ab. Du siehst die Anspannung in den Gesichtern, da ist kein Spaß. Das ist zum Heulen für mich.

Sexualität und Partnerschaft

Da der Herzschwule seinen Wunsch nach sexueller Befriedigung häufig ganz bewusst an das Bedürfnis koppelt, mit einer Person eine *gefühlsmäßige Bindung* einzugehen, lernt er seine Partner in Richtung auf eine Partnerschaft kennen. Sein Ziel ist es, mit dem Partner Gemeinsamkeiten in sexueller sowie persönlicher Hinsicht herzustellen. Aus diesem Grund sucht er besonders häufig diejenigen Orte der schwulen Subkultur auf, die ihm ein Kennenlernen der Männer auf emotionaler und geistiger Ebene ermöglichen. Im Gegensatz zu einem Abschlepp-Szenario muss das Sich-Verlieben-Szenario sich über einen gewissen Zeitraum erstrecken. Dabei ist der Herzschwule bestrebt, seinen potenziellen Partner erst einmal in Gesprächen kennen zu lernen. Nach dieser Kennlern-Phase kann es zum ersten sexuellen Kontakt kommen:

Frank, 21 J., Angestellter: Ich baue eine Partnerschaft langsam und allmählich auf. Nicht sofort kennen gelernt und fünf Minuten später liegt man im Bett oder landet auf dem Klo oder hinter'm Busch. Also, so etwas mach' ich nicht. Ich bin hier oft ins Café Gnosa gegangen.

Jens, 19 J., Angestellter: Meinen damaligen Freund habe in der Schwulengruppe kennen gelernt. Wir kannten uns schon länger, aber an einem Abend, wo sich die Gruppe getroffen hat, habe ich ihn wirklich in konzentrierter Form erlebt, also wo ich wirklich mit meinen Gedanken ganz bei ihm war. Gegen Ende des Abends haben wir dann festgestellt, dass wir eigentlich ziemlich gut miteinander auskommen. Und wir sind dann, was ich auch ganz schön fand, nicht gleich in die Kiste gestiegen.

Ralph, 26 J., Verkäufer: In der Sub-Diskothek hat mich der Typ zu sich nach Hause zum Tee eingeladen, ganz unverbindlich. Ich war erst skeptisch, dann bin ich aber mitgegangen und dann haben wir uns halt die

> ganze Nacht unterhalten. Dabei haben wir uns kennen gelernt und festgestellt, dass wir uns sympathisch sind. (...) Ja, ich war neugierig, ich wollte noch mehr von dem Menschen wissen. Ich wollte ihn kennen lernen, weil ich halt auch den Gedanken hatte, dass das vielleicht der ideale Mensch für eine Beziehung wäre. Wir haben da also wirklich die ganze Nacht verquatscht.

Obwohl sich der Herzschwule gelegentlich auch auf flüchtige Sexualkontakte einlässt, sucht er die subkulturellen Orte, die einen schnellen und problemlosen Sexualkontakt ermöglichen, lieber nur als Tourist auf. Wenn überhaupt, nutzt er sie eher selten:

> Interviewer: Sind denn für dich auch Gänge auf die Klappe oder in den Park angesagt? Ronald, 27 J., Industrie-Designer: Nur touristisch bin ich da mal hingegangen, so zum Gucken, aber gemacht habe ich's da noch nie. Klappen ätzen mich an. Da finde ich's nur ungemütlich. Das ist auch unwürdig für so 'ne schöne Sache wie Sex. Interviewer: Und Saunen zum Beispiel? Ronald: War ich einmal, eine Katastrophe. (...) Da kannst du dich nicht voll auf einen Typen konzentrieren, weil dich dabei auch Leute von hinten angrabbeln. Das hat mir gestunken. Aus denselben Gründen lehne ich auch den Dunkelraum ab. Das ist ein Horror. Ich will sehen, mit wem ich's zu tun hab.

Die herzschwulen Männer sind bestrebt, die subkulturellen Orte auch als soziales Erlebnisfeld zu nutzen. Dort möchten sie sich mit Freunden und Bekannten treffen, sich austauschen und unter ihresgleichen wohl fühlen. Diese Funktion erfüllt insbesondere die Gay Bar:

> Wolfgang, 35 J., Sozialpädagoge: In Kneipen suche ich weniger die Sexualität. Ich bin gerne auch mit Schwulen zusammen. Es gehört zu mir, dass ich in Abständen gerne mal in die Kneipe gehe und mir meine Biere reinzische. Ich finde, dass Kneipen bei aller Kritik auch nach wie vor eine wichtige Kommunikationsstätte sind. Ich halte das nach wie vor für ganz wichtig, dass es schwule Kneipen gibt.

Seine Partnerschaften strukturiert der Herzschwule *emotional-geschlossen*. Das heißt allerdings nicht, dass diese immer monogam gelebt würden. Außenkontakte sind jedoch begleitet von dem Anspruch, den Partner nicht zu verletzen, und im Gegenzug gekoppelt an die Erwartung, von diesem nicht verletzt zu werden. Hierbei werden individuell höchst unterschiedliche Maßstäbe angelegt:

> Michael, 21 J., Zivildienstleistender: Meine Erwartungen an meinen Partner kann man vielleicht unter den Oberbegriff fassen, einen fairen Umgang miteinander zu haben. Wobei ich meine eigene Freiheit habe, aber natürlich auch auf meinen Freund achte.

> Klaus, 41 J., Angestellter: Wir leben Sex auch mal zu dritt. Wobei das natürlich auch eine Gratwanderung ist, die wir da begehen. Da muss man schon peinlich auf seine Grenzen achten, dass man da nicht ins Stolpern kommt. Das geht deshalb immer nur im Beisein des Partners. Also, ich bin nicht bereit zu akzeptieren, dass sich mein Freund mit jemandem alleine trifft, so wie ich das auch für mich nicht akzeptieren kann. Denn ich liebe ja meinen Freund, unser Sex läuft ja auf Liebe hinaus.

> Pierre, 25 J., kaufmännischer Angestellter: Treu bin ich schon, und das würde ich auch von meinem Partner erwarten. Allerdings würde ich unter beidseitigem Einverständnis auch einen Dritten dazunehmen.

> Frank, 21 J., Angestellter: Wir haben uns letztes Jahr kennen gelernt und wohnen auch seit letztem Jahr zusammen, und es klappt hervorragend. Ich habe aus der Wohnung alles herausgeekelt, was ich rausekeln konnte. Weil ich sage mir, was soll ein dritter Mann hier, der stört sowieso nur die Beziehung.

> Ralph, 26 J., Verkäufer: Ich bin sehr sensibel und habe irgendwann gemerkt, dass ich im Leben meines Partners nicht der Einzige bin. Ich habe ihn dann darauf angesprochen. (...) Aber vor kurzem hatte ich wieder so einen Tiefpunkt erreicht, sodass sogar meine besten Freunde mir geraten haben, mich zu trennen. Es ist so ein Hin- und Hergerissensein zwischen der Möglichkeit, mich zu trennen oder es eben weiter zu ertragen.

Da der Herzschwule seine Homosexualität über seinen alternativen Lebensstil definiert, kommt der Gestaltung und dem Ausleben seiner Partnerschaften große Bedeutung zu. Auf Grund ihrer identitätsrelevanten Kraft erlebt er Trennungen, falls sie von seinem Partner ausgehen, als Lebenskrisen, deren Überwindung ihn viel Kraft und Energie kosten:

> Ronald, 27 J., Industrie-Designer: Ja, irgendwann wollte er nicht mehr. (...) Ich hab' dann zwei Jahre nur rumgelungert, es war wirklich übelst. Ich habe nur gesoffen oder gegammelt und habe mich verkrochen. Es gab nur dieses Thema und viel Heulerei und so weiter. Ich habe wirklich wie im Slum gelebt, mich um nichts mehr gekümmert, so um meine Wohnung und vieles andere mehr. Das war mir alles wurscht. Und irgendwann hat mir mein Konto 'nen Strich durch die Rechnung gemacht und mich davor bewahrt, zu den Anonymen Alkoholikern zu gehen. Ich konnte einfach nicht mehr saufen, weil die Knete weg war.

Typus E: verletzt

Identitätskonzept

Schließlich ist der *Verletzte* zu nennen, bei dessen Namen wir auf das Suffix ‚Schwuler' ganz bewusst verzichtet haben. Diese Männer beeindrucken nämlich dadurch, dass die eigenen homosexuellen Erfahrungen ihr Selbstbild gerade nicht wesentlich mitprägen konnten. Stattdessen dominieren massive Ausgrenzungserlebnisse anderer Art die Identitätsbildung (gewalttätiger Vater, Alkoholmissbrauch und Suiziderfahrungen in der Familie, brutale Heimerfahrungen etc.), sodass sich diese Männer vor allem als *Außenseiter* und nicht ‚nur' als Homosexuelle begreifen:

> Toni, 48 J., Chemiefacharbeiter: Ja, der geborene Schwule bin ich nie gewesen. (...) Es ist bei mir alles etwas anders als bei den Leuten, die aus Passion schwul geworden sind. (...) Ich bin der Überzeugung, dass dann, wenn ich ein vernünftiges Elternhaus gehabt hätte und Liebe von beiden Elternteilen bekommen hätte, dass ich sehr gut heterosexuell gewesen wäre.

> William, 31 J., Schauspieler: Wir waren eh schon immer anders. Also, das Anderssein war ein Bestandteil unserer ganzen Familie. Einer meiner Brüder, der ist auch anders. Also der ist Junkie. (...) Ich war immer der absolute Außenseiter, und zwar nicht im positiven, sondern im negativen Sinn. Ich war 'n kleines, dickes Kind und sah japanisch aus, sodass man mich für'n Südeuropäer halten konnte. Ich bin sehr gehänselt und geschlagen worden, so grausam, wie Kinder halt untereinander sein können.

Da sich der Verletzte bereits als Kind in vielen Lebensbereichen massiv bedroht gesehen hat, erlebt er seine ersten homosexuellen Erfahrungen in der Pubertät nicht als etwas Besonderes. Sie sind für ihn nicht identitätsrelevant, da andere Ausschlusserfahrungen sich viel bestimmender geltend machen. Für den

Verletzten stellt sich gar nicht erst die Aufgabe, seine gleichgeschlechtlichen Erfahrungen in einen ansonsten heterosexuell gestimmten Lebenszusammenhang zu integrieren, da er diesen bereits als destruktiv erlebt. Die Familienverhältnisse des Verletzten sind nämlich geprägt durch Gewalt und/oder Alkoholmissbrauch. Schon früh hat er erfahren müssen, von seinen Mitmenschen abgestempelt zu werden: zur ‚Nutte', zum Bettnässer, Heimkind oder Versager. Einige dieser Schilderungen sollen das Überwältigende dieser zerrütteten Familienverhältnisse näher bringen:

> Rudolf, 23 J., Arbeiter: Mein Vater war russischer Diplomat. (...) In vielen Dingen war unsere Familie sehr weltfremd. Zu den Erziehungsmethoden gehörten Prügel einfach dazu. In meinem Elternhaus war eigentlich Prügel *das* Mittel zur Erziehung.
> Tim, 27 J., Krankenpfleger: Mein Vater war Alkoholiker und hat mich als Dreizehnjährigen sexuell misshandelt. (...) Mein Vater hat mich einmal so heftig mit 'nem Gürtel geschlagen, als er mich beim Wichsen erwischt hat, dass ich drei Tage lang nicht mehr zur Toilette konnte. Mir hat alles wehgetan und gebrannt. Die Verknotung kann man noch heute auf meinem Geschlechtsteil erkennen. (...) Dann, wenn ich mit ihm sexuell verkehren musste, hat er mich immer fürchterlich geschlagen. Interviewer: Was hat er denn mit dir gemacht? Tim: Ich musste das machen, was er gesagt hat. Analverkehr. Oralverkehr. Ich habe mich immer echt total geekelt.

> Ludwig, 42 J., Bürokaufmann: Meine Eltern sind beide Alkoholiker gewesen. Es hat immer sehr viele Prügel- und Saufszenen gegeben. Meine Mutter hat mehrfach Selbstmordversuche unternommen und wollte die Kinder auch mitnehmen. Als ich acht Jahre alt war, hatte sie es geschafft: mit Gas, mit Stadtgas. (..) Ich habe im Bäckereibetrieb immer Schwierigkeiten gehabt. Da bin ich vom Bäckermeister oft getreten und geschlagen worden, weil ich nicht alles richtig gemacht habe oder schwerer von Begriff gewesen bin. (...) Ich hab' dann einen Selbstmordversuch unternommen, um aus dieser Scheißlehre herauszukommen. Danach hieß es Auffangheim.

> Toni, 48 J., Chemiefacharbeiter: Unser Vater war sehr jähzornig und sehr gewalttätig. Das einzige Gefühl, das ich für ihn entwickeln konnte,

war Angst. (...) Meine Mutter war häufig im Krankenhaus, denn mein Vater langte immer sehr heftig zu. Das ging dann meistens so aus, dass meine Mutter besinnungslos in der Ecke lag. Als kleine Kinder sind wir meist sofort losgelaufen und haben die Polizei gerufen, damit er sie nicht ganz tot schlägt. (...) Als er mal wieder meine Mutter krankenhausreif geschlagen hatte, da war ich noch keine zehn Jahre alt, da hat uns mein Vatter nackend an Stühle angebunden und mit einer siebenschwänzigen Lederpeitsche gezüchtigt. Zufällig kam meine Tante vorbei, und dann sind wir über die Familie aufgeteilt worden.

Für die sexuelle Identität des Verletzten ist kennzeichnend, dass er kein adäquates Bewusstsein für die soziale Zuschreibung, homosexuell zu sein, hat entwickeln können. Demnach unterscheidet den Verletzten von den anderen Männern sein Zugang zu den ersten homosexuellen Erfahrungen. Er erlebt sie nicht als einschneidendes Ereignis, sondern verbucht sie ‚nur' als weiteren Beleg dafür, den brutalen Übergriffen anderer Menschen - wie Eltern, Erziehungspersonal oder Mitschüler - hilflos ausgeliefert zu sein:

Rudolf, 23 J., Arbeiter: Mein erster Lover, den ich hatte, der rief mal bei mir Zuhause an und wollte mich sprechen. Und das war vielleicht der verkehrteste Fehler, den ich gemacht habe, ihm meine Telefonnummer zu geben. Meine Großmutter schrie ganz hysterisch. Naja, und meine Eltern hatten wohl schon vermutet, dass ich in diese Richtung tendiere. Ja, und dann kam es zu einer fürchterlichen Prügelei zwischen mir und meinem Vater. Er hat mir sieben Rippen gebrochen und mich am Rkcken verletzt. Dann bin ich abgehauen, bzw. meine Freundin, also die Lehrerin, die ich hatte, hat mich nach Hamburg in einen Jugendnotdienst gefahren.

Micha, 21 J., Arbeiter: Als meine Eltern erfuhren, dass ich homosexuell bin, haben sie mich rausgeschmissen. Dann hab' ich 'nen Ausraster gekriegt und meine Schlosserlehre abgebrochen. Ich hab' die Nerven verloren. Ich hab' meine Eltern noch mal angerufen und gemeint: 'Ich bin doch euer Sohn. Ihr könnt mich doch nicht im Stich lassen.' Meine Mutter hat dann einfach aufgelegt. Dann bin ich nur noch anschaffen[5]

[5] Anschaffen bezeichnet die Prostitution.

gegangen. (...) Da ich noch minderjährig war, hat mich die Polizei häufig aufgegriffen und zurück in ein Heim verfrachtet. Doch da hatte ich auch große Probleme mit meiner Homosexualität. Während ich nachts gepennt hab', hat man mich mit Pisse bekippt. Einmal bin ich von drei Typen geschlagen und die Treppe hinuntergestoßen worden. Mein Kopf war blutig, ich habe drei Knochenbrüche und eine Gehirnerschütterung gehabt, sodass ich ins Krankenhaus musste.

Toni, 48 J., Chemiefacharbeiter: Nach meinem Selbstmordversuch bin ich erneut ins Heim gekommen. Das war 'n Heim für schwer erziehbare Jugendliche im Moorgelände. Da durfte man Torf stechen, nachts wurde man in Fünf-Bett-Zimmern eingeschlossen, die Fenster waren alle vergittert. (...) Damals kam einmal im Monat der Jugendrichter und hat Leute abgeurteilt, die miteinander rumgemacht hatten. Das war ja noch strafbar gewesen. (...) Ein Aufseher hat mich dann auch beim Sex erwischt. Von dem sind wir beide verprügelt worden. Dann musste ich zum Hausvater. (...) Ich bin noch glimpflich davon gekommen, denn der andere musste ins Jugendgefängnis.

Der Verletzte hat unter diesen widrigen Lebensbedingungen keine Chance, sich gegen die grausamen Erniedrigungen zur Wehr zu setzen - geschweige denn schwule Identität positiv zu empfinden oder gar persönlich zu bezeugen. Er ist vielmehr von der Erfahrung durchdrungen, wie wenig es bringt, etwas zu verschweigen oder abzustreiten. Der Verletzte sieht zu seiner Außenseiterrolle keine ernsthafte Alternative.

Einen Sonderfall stellen diejenigen Erfahrungen von Männern dar, deren homosexuelle Identitätsfestlegung von ihren *Müttern vorweggenommen* wurde. In diesem Fall beginnt die Identitätsfindung vor dem Hintergrund, dass dem Sohn von seiner Mutter ein vorgeformtes homosexuelles Selbstbild übergestülpt wird, lange bevor er seine eigenen gleichgeschlechtlichen Empfindungen wahrzunehmen lernt. Den Sohn irritieren dann weniger diese als vielmehr die Projektionen seiner Mutter:

William, 31 J., Schauspieler: Meine Mutter hat ja meine Homosexualität vor mir erkannt. Als ich vierzehn Jahre alt war, hat mir meine Mutter immer erzählt, wo die schwulen Kneipen in Bremen sind. Und ich stand davor wie der Ochs vorm Berg und dachte: ‚Warum erzählt die Alte mir das, was soll das denn?‘

Jörg, 31 J., Verwaltungsangestellter: Meine Mutter war in der schwulen Szene bekannt. Sie hatte eine gute Freundin, die ein Schwulenlokal besaß. Meine Mutter ist dann, als ich sechzehn war, auf mich zugekommen und hat mich gefragt, ob ich Lust hätte, mal mitzukommen. Sie meinte: ‚Ich habe das Gefühl, dass du mehr zu Männern als zu Frauen tendierst.‘ Also, das war ein Zeitpunkt, wo ich selber noch überhaupt nicht daran gedacht habe, dass ich schwul werden könnte.

Wie die oben beschriebene Gruppe, die auf Grund der massiven Bedrohung ihrer körperlichen und persönlichen Integrität kein Bewusstsein für das sexuell definierte Stigma entwickeln konnte, sind auch diese Männer nicht in der Lage, sich mit der sozialen Tragweite des Stigmas vertraut zu machen. Ohne die suchenden Zweifel und Ängste, welche die Auseinandersetzung mit der abweichenden Sexualität begleiten, fehlt ihnen die emotionale Basis einer stabilen homosexuellen Identitätsbildung.

Während die einen angesichts der Vielfalt von Inkonsistenzerfahrungen nicht mehr differenzieren können, sind letztere mangels subjektiver Ausgrenzungserfahrung nicht in der Lage, die Wirkung des Stigmas auf den persönlichen Bereich zu erfassen. Beiden Gruppen ist gemein, dass sie sich die Folgen der Stigmatisierung nur vage vorstellen können und somit die *Wirkung des Stigmas unterschätzen.* Das hat erhebliche Auswirkungen auf die Informationssteuerung.

Informationssteuerung

Der Verletzte hat in allen Lebenslagen die Erfahrung machen müssen, dass er der Ausgrenzung und Diskriminierung nicht entrinnen kann. Folglich hat er keine rationale Strategie in Bezug auf die Informationssteuerung entwickelt. Einmal fühlt er sich wie viele gliedschwule Männer ertappt und bloßgestellt, ein andermal verpflichtet wie der Kopfschwule, seine Andersartigkeit den anderen mitzuteilen. In diesem Fall offenbart er seine Homosexualität ohne Vorbehalt:

Jörg, 31 J., Verwaltungsangestellter: Die Leute in der Kneipe, in der ich gearbeitet habe, haben das natürlich mitgekriegt, dass ich mit 'nem Mann befreundet war. Wenn du den ganzen Tag hinter der Theke stehst, fällt das natürlich auf. Zudem hatte ich mal eine Travestieshow in dieser stinknormalen Kneipe organisiert. Es gab dann Tuscheleien. Die Leute haben sich so hintenrum die Mäuler zerrissen. Und dann eines Tages, der Laden war brechend voll, da hab' ich vor versammelter Mannschaft erklärt: Hier, das ist mein Freund, ich bin schwul. Wenn ihr keinen Bock mehr habt hierzubleiben, dann könnt ihr ja woanders hingehen. Hier im Ort gibt's ja genug Kneipen.

Ludwig, 42 J., Bürokaufmann: Ich fühlte mich verpflichtet, das meiner Schwester zu sagen. Sie war praktisch noch meine einzige lebende Verwandte. Ich wusste auch, dass sie in einer Kirchengemeinde fest verankert ist. Ihre Reaktion war dann ganz, ganz schlimm. Ihrer Meinung nach lebe ich in Sünde, für sie ist das Todsünde. Der Kontakt zu ihr ist bis heute nicht gut. (...)
In der Berufsschule, in diesem Vorbereitungslehrgang habe ich mich immer so vorgestellt: Ich habe meinen Namen genannt und gesagt, dass ich Alkoholiker und schwul bin. Das gehörte zu meiner Ehrlichkeit. Ich wollte mich nicht verstecken. (...) Viele Leute haben mich dann geschnitten und sich von mir fern gehalten.

Rudolf, 23 J., Arbeiter: Mein Freund hat mich häufiger von der Arbeit abgeholt. Der sah sehr schwul bzw. tuntig aus. Der trug immer 'ne rote Jacke. Das kriegte mein Chef dann irgendwie mit, bat mich in sein Büro und fragte mich, ob ich in die Richtung tendiere. Dann habe ich geantwortet: ‚Das weiß ich nicht, aber ich vermute das mal.' Mein Chef reagierte nur: ‚Ja, dann geht das nicht im Masseurbereich.' Und dann lösten wir im gegenseitigen Einvernehmen das Arbeitsverhältnis. Das war ein schlimmer Schlag für mich, weil das mein Traumberuf war.

Norbert, 40 J., Bürokaufmann: Damals in der Berufsschule hab' ich's verheimlicht. Da hat mir dann einer gefallen, den hab' ich öfter angeguckt und der hat mich dann mal ganz laut gefragt, ob ich ein Schwuler

> bin. Das war eine unheimlich peinliche Situation. Interviewer: Ja, wie hast du denn darauf reagiert? Norbert: Ich weiß nicht. Ich empfand mich als verletzt, als preisgegeben.

Der Verletzte streut sehr häufig die diskreditierbare Information nur beiläufig aus. Dabei präsentiert er sich weniger als Homosexueller, sondern eher umfassend als Außenseiter. Auf diese Rolle fühlt er sich festgelegt, unabhängig davon, ob die Umwelt um seine Andersartigkeit nun weiß oder nicht. Seine Eröffnungen macht er letztlich *nicht* davon abhängig, ob sie ihm nutzen oder schaden könnten. Wenn ihn ausgrenzende und abweisende Haltungen treffen, sieht er sich in seiner Einschätzung bestätigt, dass Mitmenschen ihn meist *ausnutzen und verletzen* wollen:

> Tim, 27 J., Krankenpfleger: Also, ich bin in meinem Leben so oft verletzt worden, von Kind her auf, die Schläge und die ganzen Dinge, die mir die Leute immer reingedrückt haben. Umso intentiver ich darüber nachdenke, desto schmerzlicher wird's dann auch.

Den verletzten Männern fehlt es an erprobten und bewährten Handlungsmitteln, mit denen sie die Angriffe auf ihre Person parieren könnten. Dieser Mangel ist allerdings nicht auf fehlende kognitive Kompetenz zurückzuführen, sondern letztlich auf die desolate Sozialisation in der Herkunftsfamilie. Während die meisten Eltern die Verbundenheit zu ihren Kindern zeit ihres Lebens nicht aufkündigen, verweigern die Eltern des Verletzten einen solchen emotionalen Rückhalt.

Angesichts solch unzureichender familialer Krisenbewältigung dürfte die soziale Herkunft eine nicht unbedeutende Rolle spielen. Der Verletzte stammt überwiegend aus dem sozialen Milieu der Unterschicht. Seine Eltern sind auf Grund eigener Sozialisationsdefizite häufig überfordert, ihrem Sohn das nötige Rüstzeug für den zwischenmenschlichen Umgang mit auf den Lebensweg zugeben. Ohne je elterliche Unterstützung erfahren zu haben, kann der Verletzte widrige Lebensbedingungen kaum bewältigen, mangels Handlungskompetenz keine wirkungsvollen Schutzstrategien entwerfen und erproben. Insofern reagiert er auf die sich wiederholende Ausgrenzung nur *hilflos*:

> Ulrich, 27 J., Kellner: Ich hab' meinen Job verloren, weil ich mich nicht richtig konzentrieren konnte, und hab' dann die Wohnung gekündigt bekommen, weil mein Vermieter irgendwie erfahren hat, dass ich schwul bin. Wo ich ausgezogen bin, hat er zu mir gesagt: ‚Endlich ist der Schwule raus.' Und dann lag ich vier Wochen auf der Straße (...)

> Interviewer: Und wie hast du drauf reagiert? Ludwig: Ich hab' keine Worte mehr gefunden. Ich hatte ein Brett vorm Kopf. Ich hab' mich dann nicht mehr darum gekümmert, ich hab's geschluckt. Ich hab' nix weiter unternommen. Es hatte ja doch keinen Zweck gehabt. Es gab dann häufig so versteckte Angriffe, dass mir Leute zugerufen haben: ‚Na, du Schwuli!' Und das hat mich verletzt. Interviewer: Ja, und was hast du dann gemacht? Ludwig: Ich bin weitergegangen. Ich kann mit so versteckten Angriffen überhaupt nicht umgehen.

Intime Handlungsorientierungen

Beim Verletzten ist der Wunsch nach emotionaler Nähe und personaler Bindung besonders stark ausgeprägt. In einer Männerbeziehung möchte er all das verwirklichen, was ihm im Elternhaus versagt geblieben ist: Dort sollen seine unsicheren Lebensverhältnisse in sichere überführt werden, dort erhofft er sich die nötige Handlungs- und Erwartungssicherheit, die ihm seine Eltern vorenthalten haben. Hinter dem überstarken Harmoniebedürfnis verblasst das Begehren nach sexueller Befriedigung:

> Rudolf, 23 J., Arbeiter: Ich bin immer ein sehr anhänglicher Mensch gewesen, der immer viel Liebe und Geborgenheit brauchte. (...) Sex war für mich Ausdruck der Liebe. Es war eine Ersatzbefriedigung. Also, wenn ich Sex machte, dann habe ich mich vollkommen hingegeben, immer in der Hoffnung, ich könnte den Typen ganz kriegen.

> Norbert, 40 J., Bürokaufmann: Ich war unterwegs, weil ich das Alleinleben satt hatte. Ich bin kein Typ für's Alleinleben. Ich brauche die Nähe

zu jemandem. Was ich bei meiner Suche allerdings nicht gekriegt habe und was mich so verletzt hat, das war die Wärme.

Christian, 34 J., EDV-Berater: Ich finde es entsetzlich, wenn man da irgendwie im Bett rumgemacht hat und die Leute springen dann aus dem Bett und das war's. Das finde ich fürchterlich, weil es für mich viel wichtiger ist, nachher zusammenzuliegen und zu schmusen. Das Hinterher ist sogar viel wichtiger als der Sex, weil im Prinzip - denk ich mal - fehlt uns das allen irgendwo, das Liebsein. (...) Wenn die Leute dann am nächsten Tag gegangen sind, habe ich immer fürchterlich drunter gelitten.

Toni, 48 J., Chemiefacharbeiter: Die Dinge, die ich eigentlich gesucht habe und die mir auch gefehlt haben, war ein bisschen Zuwendung und Zuneigung. Ich habe dann nachher immer gemerkt, dass die Leute eigentlich nur massiven Sex wollen.

Mangels eigener positiver Erfahrung bleiben die Wünsche der Verletzten nach einer ‚festen' Beziehung *diffus und unbestimmt*. Ohne Kenntnis eines geeigneten, subkulturell anerkannten Leitbildes zur Gestaltung einer emotional geschlossenen Beziehung ist der Verletzte nicht in der Lage, die von ihm ersehnte Intimität herzustellen und eine gleichgeschlechtliche Partnerschaft zu organisieren. Er ist im Vergleich zu den Männern der anderen Gruppen um vieles mehr auf brauchbare Regeln und Handlungsanleitungen für die intime, sexuelle Interaktion angewiesen. Er könnte von anerkannten Ritualen des Kennenlernens, die der Anbahnung von intimen Liebesbeziehungen dienen, in besonderem Maße profitieren.

Axel, 24 J., Koch: Ich hab' öfters versucht, eine feste Beziehung anzustreben. Aber die meisten Leute, die erst spät feststellen, dass sie schwul sind, haben oft ein Nachholbedürfnis. Und dann stand eben das Sexuelle im Vordergrund, was mich überfordert hat.

Ulrich, 27 J., Kellner: Ich habe die Hoffnung aufgegeben, dass ich während meines Lebens noch mal jemanden für eine Beziehung kennen lerne. Das ist zwar mein Traum, aber so wie ich mich kenne, wird das sowieso nie zustande kommen.

Tim, 27 J., Krankenpfleger: Ich will was Festes haben. Einen Mann, wo ich sagen kann, das ist meiner, sodass ich den ein bisschen verwöhnen kann.

Ludwig, 42 J., Bürokaufmann: Ich denke, dass selbst dann, wenn ich in den Park gegangen bin, um Sex zu haben, der Hintergedanke existent war, eine Beziehung haben zu wollen. Ich hätte dort sicherlich auch gerne etwas Festes kennen gelernt.

Die charakteristische anfängliche Unbefangenheit und Vertrauensseligkeit des Verletzten kann nach Enttäuschungen und Frustrationen in *völlige Ablehnung umschlagen*. In diesem Fall versucht er lieber, künftig jede emotionale Nähe zu meiden, bevor wieder jemand sein Vertrauen missbraucht und ihn alleine lässt. Die Versuche des Verletzten, seinen Verlustängsten durch emotionales Abkapseln und Abschotten zuvorzukommen, erweisen sich jedoch in vielen Fällen als undurchführbar und kontraproduktiv zugleich. Denn bei jedem sexuellen Kontakt kann die Sehnsucht nach emotionaler Zugewandtheit wieder aufkeimen, ohne dass es dem Verletzten besser gelänge, die jeweiligen Absichten seines Partners auf ihre Ernsthaftigkeit zu hinterfragen oder genauer zu prüfen. Phasen von vertrauensvoller Offenheit und von persönlichem Rückzug wechseln sich ab, ohne dass sie den Verletzten befähigten, Handlungspotenziale zu erlernen, die ihm neue Enttäuschungen ersparen würden:

Axel, 24 J., Koch: Irgendwann, als mein Frust über meine Klappenerfahrungen so groß war, kam halt der Punkt, wo ich gesagt habe: ‚Damit ist jetzt Schluss.‘ Das war ein Zeitraum, wo ich mich dann ein Jahr echt zurückgehalten habe.
Interviewer: Suchst du denn jetzt wieder einen Partner? Micha, 21 J., Arbeiter: Nee. Davon hab' ich die Schnauze voll. Nie wieder 'n Freund.

Toni, 48 J., Chemiefacharbeiter: Seit sechs Jahren will ich auch keine Beziehung mehr. (...) Ich habe beschlossen, keine Beziehung mehr haben zu wollen, denn ich sage mir: 'Mir ist so oft in meinem Leben wehgetan worden, dass ich keinen Menschen mehr in mein Leben einbeziehen möchte. Also einen Menschen, den ich liebe, der mich verletzen kann, das möchte ich nicht mehr. Wenn nach einer Begegnung dann der

> Wunsch nach Wiedersehen käme, das lasse ich nicht mehr zu. Das verbiete ich mir selbst. (...) Wenn du dann allerdings mit jemandem länger zusammen bist, mit ihm frühstückst und merkst, wie schön das eigentlich ist, mit jemanden nicht nur einzuschlafen, sondern auch wieder aufzuwachen, dann kommt natürlich diese Sehnsucht nach mehr Gemeinsamkeit wieder hoch.

> Jörg, 31 J., Verwaltungsangestellter: Ich habe mich eigentlich sehr lange unter Kontrolle gehabt und beschlossen, dass ich mich nicht mehr verlieben will. Interviewer: Warum wolltest du dich nicht mehr verlieben? Jörg: Ich wollte nicht mehr leiden. Ich hatte einfach die Schnauze voll vom Leiden jeglicher Art. Ich wollte kein Vertrauen mehr geben. Ich hatte einfach keinen Bock mehr auf Leiden durch Beziehungen, in denen ich Enttäuschungen erlebt habe. Ich hatte mich zurückgezogen und wollte keine Beziehung mehr. Naja, und dann lernte ich meinen jetzigen - in Anführungszeichen - Freund kennen.

Sexualität und Partnerschaft

Obwohl der Verletzte personale Bindungen anstrebt, scheitert er bei seinen Bemühungen schon in Kennenlern-Situationen; denn er dehnt seine Suche unterschiedslos auf *alle Orte* der homosexuellen Subkultur aus und erkennt nicht, dass die dort vorherrschenden Rituale und Kommunikationsformen zumeist einzig der sexuellen Bedürfnisbefriedigung dienen:

> Norbert, 40 J., Bürokaufmann: Ich suchte einen Freund. Ich suchte den überall, im Park, in der Sauna, in Diskotheken und auf der Klappe.

> Axel, 24 J., Koch: Ich bin oft nach Sonthofen auf die Klappe gefahren, weil es keine andere Möglichkeit gab. Aber zu dem Zeitpunkt war die Hoffnung, dass es dabei zu 'ner Beziehung kommt, ziemlich zerschlagen. Alles, was ich versucht hatte, ist total in die Hose gegangen. (...) Je mehr Klappenkontakte da waren, desto größer war eigentlich der Frust, weil ich eben immer auch auf 'ne Beziehung gehofft habe. (...) Ich hab' dann auf 'ne Anzeige geantwortet, eben Gruppensex. Und ich hab' dabei gedacht, vielleicht lernst du da ja einen aus der Gruppe intensiver kennen, schon in der Hoffnung, dass sich daraus eine Beziehung ent-

wickelt. Ich bekam dann einen recht guten Kontakt zu demjenigen, der das organisierte. Der hat mir aber bald klargemacht, daß er keine Beziehung sucht.

Jörg, 31 J., Verwaltungsangestellter: Ich bin mit diesem anonymen Sex auf der Klappe nicht klar gekommen, denn Sex war für mich immer etwas, was mit Gefühlen zu tun hat. (...) Im Grund genommen wollte ich meinem neuen Freund beweisen, dass ich dazu auch in der Lage war. Ich wollte es einfach auch wissen, wie das da abläuft.

Selten sucht der Verletzte hingegen die Begegnung an den Treffpunkten der homosexuellen Selbstorganisation. Ein Grund hierfür mag darin liegen, dass ihm die selbstdarstellenden Umgangsformen mit ihrer Betonung auf schwuler Identität, wie sie für den Kopf- oder Herzschwulen kennzeichnend sind, fremd bleiben. Der Verletzte bringt seine Homosexualität weniger mit einer sozialen Lebensform in Verbindung. Folglich ist er an einem kommunikativen Austausch mit Gleichgesinnten kaum interessiert. Fern jeder Identitätssuche im sexuellen Bereich verbindet er Homosexualität ausschließlich mit seinem Bedürfnis nach emotionaler Geborgenheit.

Der Weg in die Beziehung beginnt beim Verletzten damit, dass er fast jeden intimen Kontakt als Liebes- und Nähebeweis interpretiert. So sehr er sich eine dauerhafte personale Bindung wünscht, so häufig lässt er sich in den Kennenlern-Situationen zum Sex hin abschleppen. Sexualität wird so ungewollt zum Aufbau einer personalen Bindung instrumentalisiert wie in folgendem Beispiel:

Rudolf, 23 J., Arbeiter: Ich war auf einem seelischen Tiefpunkt. Ich suchte praktisch die Liebe, und damit begann meine Laufbahn in dieser Schwulenszene. Ich habe praktisch alles, was man überhaupt vor die Flinte kriegen kann, weggevögelt, weil ich eben wieder 'n Freund suchte.

Die Partnerschaften zeichnen sich durch ihre *asymmetrische* Struktur aus, die sich in den gegensätzlichen Erwartungen der Beteiligten manifestiert. Sehr häufig fügt sich der Verletzte fast bedingungslos den Ansprüchen seines Partners. Er lässt sich seinem Freund zuliebe auf unerwünschte Sexualpraktiken ein, akzeptiert Gruppensex, obwohl ihn dies eher frustriert, oder nimmt sexuelle Fremdkontakte seines Partners in Kauf, obwohl er daran verzweifelt:

> Norbert, 40 J., Bürokaufmann: Die ganze Beziehung war merkwürdig. Wenn er sich ein bisschen auf mich eingestellt hätte, wäre die Beziehung nicht kaputt gegangen. Ich habe versucht, mich auf ihn einzustellen. Ich bin auch bereit, Kompromisse zu schließen. Er war dazu nicht in der Lage. Er hatte dieses Nachholbedürfnis und hat in dieser Hinsicht auch einfach eine Sturheit entwickelt.

> Jörg, 31 J., Verwaltungsangestellter: Mit der Zeit bekam ich mit, dass er ein absoluter Klappengänger ist und davon auch nicht wegkam. Ich hatte eigentlich nur die Möglichkeit, mich zu trennen oder es zu akzeptieren. Da ich ihn nicht verlieren wollte, hab' ich's ihm zugestanden. (...) Wir haben uns dann auseinander gelebt, und heute ist die Situation so, dass wir in einer Wohnung zusammenleben, jeder aber seine Wege geht. Er hat zwischenzeitlich eine neue Beziehung gehabt mit jemanden, den ich auch kannte und der bei uns ein- und ausging. Für mich gab es dann wieder nur die Möglichkeit, mit ihm Schluss zu machen oder damit klar zu kommen. (...) Manchmal merke ich schon, dass ich mit der Situation überfordert bin, dass ich zwar tun kann, was ich will, aber trotzdem meine Freiheit nicht habe.

> Tim, 27 J., Krankenpfleger: Mein Ex hat mal auf 'ner Geburtstagsfete mit jemandem rumgeknutscht. Ich war wie gelähmt und wusste nicht, was ich machen sollte. (...) Ich war fertig, ich war total fertig, Der hat mir so viel Schmerzen bereitet, mein Freund, dass ich nachts nach Hause gegangen bin und mir Tabletten eingeschmissen hab'.

Die asymmetrischen Beziehungen lassen sich durch die folgende Struktur kennzeichnen: Während sich der Verletzte in einer emotional geschlossenen Beziehung wähnt, verfolgt der Partner meist rein sexuelle Ziele. Häufig bleiben dem Verletzten die Vorstellungen und Bedürfnisse seiner Partner über lange Zeit verborgen. Manchmal erfährt er erst nach Monaten, dass sein geliebter Freund längst anderweitig gebunden oder gar verheiratet ist. Angesichts der starken identitätsstiftenden Wirkung seiner Partnerschaften erlebt er wie der Herzschwule den Verlust des Partners häufig als Tragödie. Der Unterschied besteht jedoch darin, dass ihn diese Trennungen meistens völlig unvorbereitet treffen. Diese unkalkulierbaren Niederlagen sind zumeist Folge grober Fehleinschätzungen: Entweder kann sich der Verletzte nur unzureichend in die Bedürfnisse seiner Partner hineindenken oder er verkennt die potenzielle Brisanz sexueller Außenkontakte:

> Tim, 27 J., Krankenpfleger: Einmal hat mir der Verlust meines Freundes sehr wehgetan. Ich habe nicht gewusst, dass er befreundet ist. Irgendwann hat er mir einfach mitgeteilt, dass er befreundet ist und wir uns nicht mehr so oft sehen könnten, da er mit seinem Freund zusammengezogen war. Interviewer: Nach wie viel Wochen oder Monaten hat er dir das mitgeteilt? Tim: Nach etwa einem halben Jahr. Ich war völlig fertig.

> Burkhard, 62 J., Angestellter: Mit meinem damaligen Freund wollte ich zusammenziehen. Nach einem drei viertel Jahr hat er mir auf einmal gesagt, dass er seit elf Jahren mit einem Mann zusammenlebt und sie jetzt zusammen ein Geschäft eröffnet hätten. (...) Ich hab' dann noch erfahren, dass er einen regen außerehelichen Verkehr hatte. Interviewer: Was heißt außerehelicher Verkehr? Burkhard: Ja, ich nenne es Ehe, weil er immer von seiner Ehe sprach. Und das war für mich dann keine Basis. Wir haben uns dann noch ziemlich heftig um Geld gestritten und sind im Krach auseinander. Ich muss sagen, es tut mir heute noch sehr weh. Es klingt vielleicht blöde, aber ich hänge noch immer an dem Typen.

> William, 31 J., Schauspieler: Diese Trennung war mit das Härteste, was ich erlebt hab'. Ich hab 'nen netten Menschen kennen gelernt und wollte ihn einfach mit meinem Freund bekannt machen. Da haben sich die beiden ineinander verliebt und fanden auch, sie müssten das leben. Ich war kreuzunglücklich und total verzweifelt.

Die Tragik besteht bei diesen Männern darin, dass es ihnen auf Grund ihrer biografischen Prägung nicht gelingen kann, die ersehnte Liebesbeziehung zu realisieren. Diese Dissonanzerfahrungen gehen über das gelegentliche Misslingen, wie es niemandem erspart bleibt, weit hinaus. Dementsprechend präsentiert der

Verletzte seinen Lebenslauf als eine Aneinanderreihung von Schicksalsschlägen. Die Enttäuschungen bestätigen ihn in seiner Meinung, von seinen Mitmenschen immer nur verletzt und missbraucht worden zu sein:

> Norbert, 40 J., Bürokaufmann: Ich bin bestimmt an den Typen, die zu mir passten, vorbei gerannt. Weil ich blind war, ja weil ich auch verletzt war von diesen Parkbesuchen. Dabei wollte ich dort kalt sein, jedenfalls nicht verletzbar für andere. Das hat dann doch nicht immer hingehauen.

> William, 31 J., Schauspieler: In den letzten Jahren bin ich so zu dem Schluss gekommen, dass ich nun wirklich ein geschlagenes Kind bin, weil mir die Beziehungen dauernd gekündigt werden.

> Ludwig, 42 J., Bürokaufmann: Im Hamburger Lederklub habe ich im Wesentlichen menschliche Kontakte gesucht. Leider ist es nicht so gekommen, wie ich mir das gewünscht hatte. Ich dachte auch, dass es vielleicht daran liegt, dass ich bestimme sexuelle Praktiken nicht gelebt habe. Ich habe mich dort oft als Außenseiter gefühlt, als Außenseiter in der Außenseitergruppe.

Exkurs: der heterosexuelle Prostituierte

Das Identitätskonzept und die sexuelle Handlungsstruktur der sich als ‚normal' bzw. heterosexuell definierenden Stricher unterscheiden sich in spezifischer Art und Weise von den anderen homosexualitätstypischen Intimitätsmustern. Daher lohnt es sich, auf diese Lebenssituationen in einem Exkurs gesondert einzugehen. In der im Anhang befindlichen Zusammenschau finden sich die fünf Fälle unter der Rubrik »Typus S«.

Der Zugang zum entsprechenden Milieu am Hamburger Hauptbahnhof gelang uns, indem sich ein Projektmitarbeiter als potenzieller ‚Freier' anbot. Die erste Kontaktaufnahme initiierte dann ein Jugendlicher mit der zurückhaltenden Frage, ob vielleicht Gesellschaft gesucht werde. Beide Parteien einigten sich dann schnell. Gegen Zahlung eines Salärs von DM 50 zeigte sich der junge Mann auskunftswillig. Die anderen männlichen Prostituierten konnten daraufhin durch Weitervermittlung oder über die Beratungsstelle »Intervention« als Interviewpartner gewonnen werden (zum Rekrutierungsverfahren siehe im Anhang S. 172ff. das Kapitel »Die Auswahl der Befragten«).

Identitätskonzept

Das Identitätskonzept des heterosexuellen Strichers ähnelt sehr dem des Gliedschwulen, denn auch er bekundet eine emotionale und kognitive Distanz zur Homosexualität. Allerdings existiert ein kleiner, aber entscheidender Unterschied. Die geäußerten Vorbehalte entsprechen auch den tatsächlichen Gefühlswirklichkeiten der betreffenden jungen Männer. Insofern ist der heterosexuelle Prostituierte weder gezwungen, das eigene Selbstbild durch Verleugnung oder Umdeuten als ganz normalen Sex zu etikettieren, noch ist er genötigt, seine Identität gegenüber negativen Zuschreibungen zu verteidigen. Zwischen individueller Empfindung, persönlicher Dokumentation der heterosexuellen Präferenz und gesellschaftlichen Zuschreibungsprozessen treten demnach keine Diskrepanzen auf, sodass wir im Gegensatz zu allen anderen homosexualitätsspezifischen Identitätskonzepten von Beginn an ein in sich konsistentes, widerspruchloses Selbstbild ausmachen können:

> Fabian, 20 Jahre, ohne Ausbildung und arbeitslos: Ich fand's natürlich nicht toll. Ich bin selbst nicht homosexuell, ich hab's also nur wegen Geld gemacht. (...) Ich bin nicht schwul, bin nicht homosexuell. Ich steh überhaupt nicht auf Männer. Ich stehe eigentlich nur auf Frauen, normal eben, heterosexuell.
> I.: Wie ist das denn mit deinen sexuellen Erfahrungen, die du mit Männern gehabt hast, was haben die für einen Stellenwert? Kevin, 23 Jahre, Schlosser und arbeitslos: Gar keinen. Null.
>
> Hendrik, 22 Jahre, Lackierer und arbeitslos: Mit Männern ist das keine Liebe, weißt du. Da stimmt nur das Geld. Was anderes ist das nicht.
>
> Tobias, 16 Jahre, ohne Ausbildung und arbeitslos: Ich bin nicht schwul, ich habe meine Frau. (...) Ich fand das mit den Männern natürlich zum Kotzen, aber was tut man nicht alles für Geld.
>
> Patrick, 21 Jahre, Maurer und arbeitslos: Ich bin nicht schwul, ich bin nicht homosexuell. Ich hab' seit vier Jahren eine Freundin. Ich liebe diese Frau, echt, ohne Spruch.

Da sich die männlichen Prostituierten als Heterosexuelle sehen, fühlen sie sich von der Stigmatisierung Homosexueller auch nicht betroffen. Sie reduzieren die intime Begegnung vielmehr auf ein rein finanzielles Geschäft, quasi auf eine kleine Dienstleistung, die sie für einen Geldbetrag erbringen. Gleichwohl ahnen sie, dass Außenstehende derartige Begegnungen mit anderen Augen sehen könnten, sodass sie durchaus bestrebt sind, ihre gleichgeschlechtlichen Kontakte zu verheimlichen. Trotzdem ignorieren und unterschätzen sie vergleichbar den Männern des A-Typus die ausgrenzende Wirkung des Stigmas, was nicht ohne Folge auf die Informationssteuerung bleibt.

Informationssteuerung

Die eher indifferente Haltung zu den gleichgeschlechtlichen Sexualkontakten hat wie bei den gliedschwulen Männern zur Folge, dass der heterosexuelle Stricher keine ausgefeilte Verheimlichungsstrategie entwickelt hat. Negative Umweltreaktionen auf eine Bloßstellung werden genauso wenig antizipiert, wie mögliche Reaktionen auf kompromittierende Situationen entwickelt. Allerdings lässt sich erneut ein kleiner, aber entscheidender Unterschied zum A-Typus feststellen. Das Bedürfnis zum Verheimlichen bezieht sich weniger auf den sexuellen, sondern eher auf den ‚beruflichen' Aspekt. Diesem kommt im Vergleich zu den sexualitätsspezifischen Normierungen nicht annähernd die gleiche Bedeutung zu, da die ‚beruflichen' Ambitionen die sozial vorbestimmte Männerrolle hinsichtlich Familiengründung und Kindererziehung in keiner Weise in Frage stellen. Hingegen bedeutet das Eingeständnis, homosexuell zu sein, dieser Rollenerwartung nicht entsprechen zu können. Beim heterosexuellen Stricher wirkt dieser Normalitätsdruck nicht. Dessen ‚berufsbedingte' sexuellen Erfahrungen lassen sich leicht als rein geschäftliche Begegnungen, letztendlich als eher randständige biografische Episoden bagatellisieren. Deshalb kann dem heterosexuellen Stricher eine misslingende Informationssteuerung auch nur wenig anhaben, wie die folgenden Beispiele illustrieren:

> Kevin, 23 Jahre, Schlosser und arbeitslos: Ja, und meine Freundin hat dann durch den Diskjockey und den Türsteher erfahren, in welcher Szene ich noch verkehre. Und dann hat sie mich eines Abends zur Rede gestellt und gefragt, ob ich anschaffen gehe. Da mein ich: ‚Spinnst du oder was?' Und sie: ‚Doch, wir haben uns ja auch am Hauptbahnhof kennen gelernt. Klarer Fall, du bist doch ein Homo.' Mein ich: ‚Was? Sonst könnte ich ja gar nicht mit dir schlafen.' Das hat mich dann ziemlich abgenervt, da bin ich erst mal abgehauen. Ich hab' zu ihr nur gesagt: ‚Hier, leck mich am Arsch!'

> Fabian, 20 Jahre, ohne Ausbildung und arbeitslos: Wir kuckten zusammen Spiegel-TV. Dort hatte ich ein Interview gegeben, über Anschaffen

> und Strich und so. Und meine Freundin hat mich natürlich sofort erkannt. Das war eine peinliche Situation. Sie hat wohl schon gewusst, dass ich auf St. Georg[6] verkehre, dass ich auch homosexuelle Leute kenne, nicht aber, dass ich mit denen verkehre. Ich hab mich dann erst mal ein paar Tage verpisst. Später dann, naja, da hab' ich auch nicht so ganz die Wahrheit gesagt. Ich hab' halt zugegeben, dass ich das ein-, zwei Mal gemacht habe und dass ich nicht drauf stehe und dröhn, dröhn, dröhn. Dann hat sie das halt geschluckt.

Bloßstellungen bedrohen hier im Unterschied zu den Männern des A-Typus nicht in gleichem Maße die soziale Integrität oder soziale Stellung der jungen Männer. Gemeinsamkeiten finden sich hier eher mit den Männern des Typus E, da die heterosexuellen Stricher weder auf eine intakte Herkunftsfamilie noch auf andere unterstützende soziale Ressourcen zurückgreifen können. In der Regel zählen Heimaufenthalte gepaart mit unzureichender schulischer Ausbildung und fehlender beruflichen Perspektive zu den gängigen Lebenserfahrungen der männlichen Prostituierten.

Intime Handlungsorientierungen

Die große emotionale Distanz zur Homosexualität korreliert wie beim Schwanzschwulen mit dem Bedürfnis, nur flüchtige und oberflächliche Sexualkontakte mit Männern zulassen zu wollen. Sexualpraktiken werden insbesondere dann abgelehnt, wenn sie gemeinhin mit Homosexualität in Verbindung zu bringen sind: Hierzu zählen Küsse - insbesondere Zungenküsse - genauso wie der rezeptive Analverkehr:

> Tobias, 16 Jahre, ohne Ausbildung und arbeitslos: Blasen war mir zu ekelhaft, und in den Arsch ficken lass ich mich sowieso nicht.

---

[6] St. Georg heißt ein Viertel in Hamburg mit vielen schwulen Bars, einige auch für Stricher.

> Hendrik, 22 Jahre, Lackierer und arbeitslos: Ich würde mich nie von anderen ficken lassen. Schmusen, ja, das hält sich noch in Grenzen, aber Küssen, erst recht Zungenkuss, das ist nicht. Da habe ich einen Ekel vor.
>
> Fabian, 20 Jahre, ohne Ausbildung und arbeitslos: Ficken lassen hab' ich mich noch nie in meinem Leben, und ich habe auch noch nie jemanden gefickt. Auch so perverse Spielchen wie Arschlecken oder so ein Kram, das mach' ich nicht.
>
> Kevin, 23 Jahre, Schlosser und arbeitslos: Ich habe mich auch noch nie ficken lassen. Deshalb nehme ich auch keine Kanaken, weil die nur ficken wollen. Und Küssen ist auch tabu. Da gab's mal so einen Besoffenen, der wollte mich da ablecken. Ich denk', ich spinn'. So etwas gibt's bei mir nicht.

Ohne Zweifel stehen emotional tiefergehende Bindungen zu anderen Männern nicht zur Diskussion. Diese sollen vielmehr mit einer Freundin gelebt werden. Die Vorstellungen von Attraktivität und Paarbindung entsprechen dabei dem gängigen heterosexuellen Geschlechtsrollenstereotyp. Demnach werden die männlichen Attraktivitätsstandards vorrangig an den äußeren Merkmalen der Frau festgemacht:

> I: Was findest du denn attraktiv an Frauen? Tobias, 16 Jahre, ohne Ausbildung und arbeitslos: Sie muss ein süßes Gesicht haben, schöne Augen und wenn's geht, lange, blonde, gelockte Haare und 'ne gute Figur. Also nicht so 'nen Hängebusen, auch nicht so einen kleinen Busen. Und auch nicht so'n Schwabbelarsch, der fast auf den Fußboden fällt.
>
> Fabian, 20 Jahre, ohne Ausbildung und arbeitslos: Also mir gefallen eigentlich kleinere, zierliche Frauen. Ich mag gerne blonde Haare, aber sie kann auch ruhig dunkle Haare tragen. Ich mag keine eingebildeten Frauen und auch keine Frauen, die sich schminken. Hier laufen ja Mädchen rum, die schmieren sich das Zeug kiloweise ins Gesicht. Das sieht ekelhaft aus.

Charaktermerkmale erschöpfen sich überwiegend in Treuevorstellungen, die die männliche Dominanz in der Partnerschaft garantieren: Während der junge Prostituierte von seiner Freundin bedingungslose Treue erwartet, nimmt er für sich selbst in Anspruch, Fremdkontakte eingehen zu können. Es handelt sich demnach um ein wahrlich asymmetrisches Beziehungsmodell, welches die heterosexuelle Normalität hier auf Kosten der Frau kultiviert:

> I:: Was meinst du mit Charakter? Tobias, 16 Jahre, ohne Ausbildung und arbeitslos: Sie muss treu sein. Sie darf zudem nicht immer rumnerven, so nach dem Motto: ‚Ich hab' dich doch so lieb.' Zu anhänglich darf sie nicht sein. Es sollte so sein, dass ich auch schon mal in die Disco gehen kann, ohne dass sie gleich eifersüchtig wird. (...) Ich muss schon frei sein.
>
> Hendrik, 22 Jahre, Lackierer und arbeitslos: Ehrlich und treu muss sie sein. (...) Treue setze ich in jedem Fall voraus. Ich hab' es nämlich schon mal gehabt, dass ich nach Hause kam und meine damalige Freundin lag da mit einem anderen Typen im Bett. Und das in meiner Bude. Den Typen hab ich aus dem ersten Stock geworfen und sie hab' ich rausgeschmissen. Aus und vorbei.
>
> Patrick, 21 Jahre, Maurer und arbeitslos: Wenn ich 'nen Typen mit meiner Frau zusammen erwischen würde, dann würde ich den plattmachen. Das wär' dann egal. I.: Warum? Patrick: Weil das meine Frau ist. Wenn ich die mit 'nem anderen Kerl im Bett sehen würde, dann würde ich durchdrehen, dann würde ich total abrasten.
>
> Kevin, 23 Jahre, Schlosser und arbeitslos: Wenn meine Freundin untreu ist, das würd' mich nerven.
> I.: Also Treue ist für dich ziemlich wichtig? Kevin: Ja. Ich selber nicht, aber sie muss schon treu sein.
> I.: Du würdest auch mit anderen Frauen Sex haben wollen?
> Kevin: Joh, wenn sich die Gelegenheit ergibt, ja.
> I.: Warum gönnst du ihr die Freiheit nicht?
> Kevin: Muss nicht sein. Weiß nicht. Genervt hat mich auch, dass sie öfter mit Exfreunden telefoniert hat. Das hat mich tierisch abgenervt, weil ich mich immer fragte, was die von denen noch will.

Letztlich stellen die Erfahrungen als Prostituierter die übliche Rollenerwartung an einen Mann nicht in Frage. Die heterosexuelle Ehe wirkt auch in dieser Situation attraktiv und erstrebenswert, und zwar ohne Wenn und Aber:

Hendrik, 22 Jahre, Lackierer und arbeitslos: Später dann, so ab dreißig, will ich schon ein eigenes Haus haben und verheiratet sein mit eigenen Kindern. Das kann ich mir gut vorstellen. Das wär' nicht schlecht.

Sexualität und Partnerschaft

Parallel zu den prostitutiven Sexualkontakten leben die Jugendlichen ihre Partnerschaften mit einer Frau. Diese heterosexuellen Beziehungen sind entsprechend den Handlungsorientierungen strukturell asymmetrisch ausgerichtet. Während der junge Mann sich das Recht herausnimmt, zeitgleich intime Kontakte mit anderen Frauen (und mit Männern) einzugehen, hat sich die Frau dem Treuediktat zu unterwerfen. Dominanz und soziale Ungleichheit garantieren dem männlichen Jugendlichen hier Handlungssicherheit. Die Jungen können erwarten, dass sich die Freundinnen unterordnen und den Partnerschaften eine gewisse Stabilität verleihen.

Patrick, 21 Jahre, Maurer und arbeitslos: Ich habe eine feste Freundin. Ich bin jetzt seit vier Jahren befreundet. I.: Die hattest du also die ganze Zeit, während du anschaffen gegangen bist? Patrick: Ja.

Hendrik, 22 Jahre, Lackierer und arbeitslos: Ich war dreieinhalb Jahre verlobt. (...) Ich hab dann keinen Bock mehr drauf gehabt und hab die Verlobung gelöst. Sie fing dann an zu trinken. Also, das war alles nicht mehr schön. I.: Wie lange ist das jetzt her? Hendrik: So ein halbes Jahr.

Kevin, 23 Jahre, Schlosser und arbeitslos: Das war ein nettes Mädchen, die sah echt klasse aus. Da haben sich dann immer andere Leute rangemacht. Wir sind zum Beispiel mal in 'ne Kneipe gegangen und ich musste auf Toilette und als ich wiederkam, saß auf meinem Platz ein anderer Typ und hat sie angebohrt. Da hab' ich gesagt: ,Ey, das geht nicht. Das ist meine Freundin.' (...) Naja, ich glaub', ich hab' sie ein bisschen ausgenutzt, weil ich nicht wusste, wo ich pennen sollte. Dann hab' ich immer bei ihr gepennt. Wir haben uns dann gestritten und ich hab' eine neue Frau kennen gelernt, und dann war Schluss, von heute auf morgen.

> Tobias, 16 Jahre, ohne Ausbildung und arbeitslos: Meine Freundin ist schon 18 Jahre alt und arbeitet. Und das ist ganz gut so, da auch ich dann immer Geld habe. Ich werd' die erstmal richtig ausnehmen wie 'ne Gans. Und wenn ich dann keinen Bock mehr habe, mache ich Schluss. Die schreibt mir sowieso immer so meterlange Liebesbriefe, und da habe ich keinen Bock drauf.

Wie die Beispiele verdeutlichen, entscheiden die jungen Männer auch darüber, wann die Partnerschaft beendet wird. Sie erleben dann - sicherlich im Gegensatz zu ihren Partnerinnen - das Ende der jeweiligen Beziehung ohne größeren Trennungsschmerz.

Schließlich bleiben noch die Sexualpraktiken zu beschreiben, die diese jungen Männer mit ihren Partnerinnen eingehen. Bemerkenswerterweise entziehen sich die Kontakte den Fragen des Interviewers. Sie scheinen kaum beschreibbar und verbergen sich hinter dem nebulösen Begriff ‚Geschlechtsverkehr', wie das folgende Textbeispiel illustriert:

> I.: Was habt ihr denn gerne im Bett miteinander gemacht?
> Fabian, 20 Jahre, ohne Ausbildung und arbeitslos: Was man mit einem Mädchen halt macht. Muss ich dir das erzählen?
> I.: Ja, beschreib' es doch mal.
> Fabian: Ich hab' mit dem Mädchen halt ganz normalen Sex gehabt, so will ich das mal umschreiben. Ganz normal Geschlechtsverkehr.
> I.: Geschlechtsverkehr?
> Fabian: Das wollen wir hier mal bei belassen.

Demgegenüber fällt es den Jugendlichen leichter, ihre gleichgeschlechtlichen Erlebnisse zu schildern. Der Leser bzw. die Leserin können hier allerdings Spannendes nicht erwarten. Spektakuläres erleben Freier wie Stricher nicht. In den meisten Fällen kommt es nur zur gleichzeitigen Onanie, wobei der Freier den Jungen beobachten darf:

> I.: Ja, und was passiert dann? Kevin, 23 Jahre, Schlosser und arbeitslos: Ja, wichsen nur, ne. Oder ich lass mir einen blasen. Für 100 Mark spritz ich auch ab, dann können sie zugucken.

> Fabian, 20 Jahre, ohne Ausbildung und arbeitslos: Also ich gehe normal mit den Leuten um. Normal heißt eigentlich, man geht mit dem mit, wichst dem einen oder bläst mit Kondom. Und das war's.
> I.: Und was habt ihr da gemacht? Tobias, 16 Jahre, ohne Ausbildung und arbeitslos: Ich hab mir einen runtergeholt und das war's eigentlich schon. Ich habe eigentlich so gut wie gar nichts gemacht, aber trotzdem gut Geld verdient. Einmal habe ich mit einem Typen eine Stunde im Bett gelegen und der hat mich nur gestreichelt, für 500 Mark. Bei einem anderen bin ich mit Bermudashorts ein paar Mal im Zimmer herumgelaufen. Dafür gab's 300 Mark.

Wenn der heterosexuelle Prostituierte den Freier tatsächlich penetriert, bedarf es einer realitätsentfliehenden Fantasie, damit der Geschlechtsakt auch gelingen kann. Erneut erinnert dieses Vorstellungsvermögen an einige Männer des A-Typus, die nur dann in der Lage waren, ihre Ehefrauen zu penetrieren, wenn sie sich eine mannmännliche Begegnung suggerierten.

> Hendrik, 22 Jahre, Lackierer und arbeitslos: Bei Männern muss ich schon andere Fantasien haben. Dann machst du die Augen zu und denkst, dass du's mit 'ner Frau treibst. Und dann kann ich sie auch ficken, wenn die Fantasie stimmt, logo.

Angesichts dieser Anstrengungen verzichten einige der jungen Männer lieber ganz auf derartige einvernehmliche Begegnungen und rauben den Freier kurzerhand aus, wie der jüngste unserer Interviewpartner unumwunden zugibt:

> Tobias, 16 Jahre, ohne Ausbildung und arbeitslos: Und sonst habe ich die Leute einfach nur weggeklatscht. Meistens mit zwei anderen Leuten. Dann sind wir in den Park gegangen, haben den Typen eins mit dem Chacko[7] übergezogen, uns die Kohle geschnappt und dann verpisst. Auf diese Art sind wir schon oft losgezogen.

---

[7] Mit Chacko wird eine Waffe bezeichnet. Sie hat die Form einer Zwille, deren Gabelenden mit einer stahlkugelbesetzten Kette verbunden sind.

5. Kapitel

Typologische Infektionsverteilung

Selbstverständlich präsentieren sich homosexuelle Lebensläufe vielschichtiger, als die vorangestellte Typologie des Schwulseins zu vermitteln in der Lage ist. Schließlich haben wir unseren Blick einzig auf die Stigma-Bewältigung und Organisation des Intimlebens gerichtet und beispielsweise Aspekte des Freizeitverhaltens, der Berufstätigkeit oder der verschiedenartigen Wohnsituationen außer Acht gelassen. Der Fokus auf die Bewältigung schwieriger Lebensabschnitte, die bei vielen der Interviewten auch längst der Vergangenheit angehören, mag vielleicht einem Klischee neue Nahrung bieten: dem vom unglücklichen Homosexuellen nämlich, der nur geringe Chancen auf einen gelingenden Umgang mit seiner Homosexualität zu gewärtigen hat.

Darum möchten wir an dieser Stelle ausdrücklich wiederholen: Das Ziel unserer Untersuchung besteht keinesfalls in der Illustration individueller Pathologien oder essenzieller Persönlichkeitsmerkmale. Unsere Absicht besteht einzig darin, die Differenzen in den Bewältigungsstrategien eines Stigmas aufzuzeigen und den Zusammenhang mit intimen Handlungsstilen sichtbar zu machen. Erst dieser individualitätsbezogene Zugang macht deutlich, dass die Beschreibung des gewöhnlichen Homosexuellen (Martin Dannecker u.a. 1974) oder einer Kerngruppe von Homosexuellen (Michael Bochow 1989) die Pluralität homosexueller Lebensentwürfe aus den Augen verliert. Sinnvoll, ja realitätsgerechter wird es demnach sein, zukünftig nur noch von verschiedenen Techniken und Strategien des Stigma-Managements, von unterscheidbaren Intimitätsmustern und, weil beides auch mit Graden der persönlichen Identifikation verbunden ist, von unterschiedlichen homosexuellen bzw. schwulen *Identitäten* zu sprechen.

Trotz aller Unterschiede, die die individuellen Identitätskonzeptionen und intimen Handlungsstrukturen ausweisen, ist das Leben *nicht* beliebig organisierbar. Demnach existieren für den einzelnen Mann nicht zahllose Handlungsmöglichkeiten. Genau dies ist der Grund dafür, dass sich Lebenserfahrungen gleichen oder zumindest ähneln und sich somit unter einem idealen bzw. fiktiven Typus im Sinne von Max Weber bündeln lassen. Eine solche allgemeinere Form von Stigma-Management und sexuellem Handlungsstil vernachlässigt dann wiederum einzelne individuelle Besonderheiten. Insofern beruht jede Typisierung auf einer gedanklichen Konstruktion und erscheint grob und holzschnittartig. Max Weber hat deshalb von einem *Idealtypus* gesprochen, der in seiner Reinheit zwar nirgends in der Wirklichkeit vorfindbar sei, selbstverständlich aber »durch gedankliche Steigerung bestimmter Elemente der Wirklichkeit gewonnen ist« (M. Weber 1904, 64).

Angesichts der epidemiologischen Daten zur HIV-Inzidenz, wonach sich die Neuinfektionen nicht gleichmäßig über die Gesamtbevölkerung verteilen, erlaubt nun auch die von uns entwickelte Typologie des Schwulseins die Prüfung der Frage, ob das Gleiche auch für die Gruppe der homo- bzw. bisexuellen Männer zutrifft. Denn unser Blick auf die homosexuelle Population zeichnet sich nicht nur durch eine größere Differenziertheit aus, die einen Vergleich erst ermöglicht, sondern auch durch eine theoriegeleitete Richtung.

Wir haben uns ganz bewusst auf eine für Homosexuelle zentrale Problemstellung konzentriert: auf die Erfahrung der Männer, anders als die anderen zu sein und somit dem eigenen, ursprünglich heterosexuellen Selbstbild nicht zu entsprechen. Die bisherige Analyse hat gezeigt, dass und wie in der Liebesbeziehung oder in der Freundschaft zweier Männer und ihrem Verhältnis zur eigenen Sexualität die Kollektivdimension Gesellschaft präsent ist. Sexualität muss deshalb als ein Bereich angesehen werden, aus dem Menschen gleichermaßen Welt-Erleben und Ichgefühl beziehen. Auch die Männer mit gleichgeschlechtlichen Erfahrungen kommen nicht umhin, als Sexualakteure einen sozialen Horizont bewusst und handelnd zu erleben. Auch in der *sozialen Rolle des Sexualpartners* bestimmt der Mensch sein Verhältnis zur Gesellschaft. Dass dieses Verhältnis bei homosexuellen Männern selten störungsfrei ist, hat damit zu tun, dass ihnen der Zugang zu gesellschaftlich akzeptierten Werten und Identitäten erschwert wird. Die schwierige Auseinandersetzung mit negativ gefärbten Klischees über Homosexuelle gehört zu den Grunderfahrungen, die Homosexuelle von jenen der heterosexuellen Mehrheit unterscheiden. Heterosexuelle können in der Regel viel unbefangener und selbstverständlicher ihre ersten intimen Erfahrungen sammeln.

Diese Differenz - so lautete die anfängliche forschungsleitende Annahme - steht mit dem erhöhten Infektionsrisiko der homosexuellen Population in funktionaler Beziehung. Unsere Orientierungshypothese hat demnach die Suchrichtung nach den krank machenden sozialen Faktoren vorgegeben. Ob unsere Suche erfolgreich laufen wird, war eine zu Beginn der Erhebung und Auswertung völlig offene Frage. Erst nach Auswertung des empirischen Textmaterials kann sie nun beantwortet werden. Zu diesem Zweck haben wir die Struktur des Zusammenhangs von Stigma-Management und sexuellem Handlungsstil mit den diagnostizierten HIV-Infektionen in unserem Sample in Bezug gesetzt.

Der Sprung von einer qualitativen Auswertung hin zu einem quantitativen Vergleich mag überraschen. Wir wollten jedoch zum einen vermeiden, dass der Serostatus bereits als Konstruktionsmerkmal in die Entwicklung der Typologie einfließt und auf diese Weise zu Verzerrungen führt.[8] Zum anderen ermöglichen die jüngsten für qualitative Dateninterpretationen entwickelten sozialwissenschaftlichen Softwareprogramme, dass eine ungleich größere Textmenge erfasst und bearbeitet werden kann. Auf Grund der für qualitative Studien ungewöhnlich großen Anzahl von ausgewerteten Interviews ließ sich der Typenbildung eine quantitative Auszählung anschließen, eine Möglichkeit, die den meisten qualitativen Studien aufgrund geringer Fallzahlen vorenthalten

---

[8] Obwohl wir das Vorkommen anderer Erkrankungen nicht systematisch erhoben haben, lässt dich der hier für HIV konstatierte funktionale Zusammenhang auch auf psychische Erkrankungen wie Suizidversuche und Alkoholsucht übertragen (vgl. hierzu J. Hutter 1997, S. 150-162).

bleibt. Die bivariate Verteilung von Handlungsstilen und HIV-Infektionen, welche die nachfolgende Tabelle präsentiert, basiert auf der Auswertung von insgesamt 103 Interviews.[9]

Tabelle 1: Prozentsatzverteilung der HIV-Infektionen nach Handlungsstilen

		Handlungsstile (unabhängige Variable)					
		Zehen-spitzen-schwuler	Herz-schwuler	Glied-schwuler	Verletzter	Kopf-schwuler	Summe
Serostatus (abhängige Variable)	HIV-positiv	0,0 %	0,0 %	55,2 %	68,7 %	87,5 %	39,8 %
	HIV-negativ	84,6 %	65,5 %	27,6 %	31,3 %	12,5 %	43,7 %
	Un-getestet	15,4 %	34,5%	17,2 %	0,0 %	0,0 %	16,5 %
λ_{yx} .448		**100 % (13)**	**100 % (29)**	**100 % (29)**	**100 % (16)**	**100 % (16)**	**100 % (103)**

χ^2 = 55,863, auf dem 0,001 Niveau signifikant

[9] Acht Fälle wurden aus der weiteren Auswertung ausgeschlossen. Bei den nicht berücksichtigten handelt es sich zum einen um fünf Erzählungen von männlichen Prostituierten, die sich als heterosexuell darstellten. Da diese allesamt negativ getesteten Stricher intime Begegnungen nicht aus sexuellem, sondern einzig aus ökonomischem Interesse anstreben, fühlen sie sich von der gesellschaftlichen Stigmatisierung Homosexueller nicht betroffen. Ihre Lebenserfahrungen ließ sich keiner homosexualitätsspezifischen Handlungsstruktur zuordnen. - Zum anderen haben wir drei weitere Interviews aus dem Sample herausgelöst, da sie sich nicht zweifelsfrei interpretieren ließen. Diese Interviewpartner haben ihre Lebenserfahrungen zu stark kommentiert statt erlebnisnah geschildert, sodass man sie erneut hätte befragen müssen. Es handelt sich um zwei ungetestete Männer sowie einen HIV-negativ getesteten Mann.

Die Differenzen zwischen den erwarteten und beobachtbaren Häufigkeiten der einzelnen Kombinationen von Handlungsstil und Teststatus erweisen sich als hochsignifikant.[10] Das bedeutet, dass HIV-Infektionen weder homosexuelle Männer rein zufällig treffen, noch sich gleichmäßig auf die homosexuelle Population verteilen. Vielmehr bestätigt sich die ursprüngliche Annahme, nach der ein unterschiedlich hohes Ansteckungsrisiko besteht. Die Prozentsatzdifferenzen zwischen den jeweiligen Handlungsstilen verleihen diesem Verteilungsmuster eine bemerkenswerte Prägnanz: Die glied- und kopfschwulen Männer sowie die Verletzten weisen im Gegensatz zu den zehenspitzenschwulen und herzschwulen Männern einen bedeutend höheren Anteil an HIV-Infektionen auf. Die Stärke des Zusammenhangs von Handlungsstil und Serostatus erhärtet unsere Hypothesen, denn in Kenntnis der Typologie lässt sich der Serostatus der betreffenden Männer zu etwa 45 Prozent besser prognostizieren (Lambda-Koeffizient).

Die Struktur des jeweiligen intimen Handlungsmusters hat aufgezeigt, dass die Ausdrucksformen der Lust nicht allein auf individuellen und schwerlich zu ergründenden Vorlieben basiert, sondern auch auf dem Einfluss eines gesellschaftlichen Stigmas. Da sich der Zusammenhang von Stigma-Management und sexuellem Handlungsstil auf die Verteilungsstruktur des HI-Virus innerhalb der Gruppe der Homosexuellen auswirkt, lässt sich das erhöhte Infektionsrisiko auf stigmatisierende Umweltbedingungen zurückführen. Die hohen Infektionsraten der Verletzten sowie der Glied- und Kopfschwulen sind Folge eines Handlungsstils, den wir als *fremdbestimmt* charakterisieren. Da Sexualität das

---

[10] Die Verwendung des χ^2-Test empfiehlt sich hier trotz einiger Vorbehalte hinsichtlich der Stichprobengröße. Um den Anforderungen an die Stärke der erwarteten Häufigkeiten zu genügen, ist die diesbezügliche Richtlinie dahingehend abgeschwächt, dass keine der erwarteten Häufigkeiten den Betrag 1 und mindestens 75 % die Zahl 5 unterschreiten. Der errechnete χ^2-Wert von 55,863 liegt weit oberhalb der Grenze, die bei 8 df einem χ^2-Wert zuzugestehen ist, um als zufällig interpretiert werden zu können. Der entsprechende Wert der χ^2 - Verteilung beträgt 26,125 (vgl. Blalock: 1979, S. 282 f., 290 ff., sowie Kriz 1973, S. 157).

Ergebnis persönlicher *und* gesellschaftlicher Erfahrungen darstellt, beleuchtet der Begriff des sexuellen Handlungsstils das Sexualverhalten unter der Perspektive sozialen Lernens *und* persönlicher Erfahrung. Stigmatisierende Lebensbedingungen können dazu führen, dass homosexuelle Männer gerade solche Handlungstendenzen entwickeln, die sie auf selbstschädigende, ja selbstzerstörerische Weise daran hindern, kraft ihrer Fähigkeiten oder ihres Gefühls zu leben.

Hingegen fördert eine Balance zwischen den eigenen Empfindungen, persönlicher Dokumentation von Homosexualität und Wahrnehmung des äußeren Kontexts die Ausformung eines *selbstbestimmten* Handlungsstils. Anhand dessen sind Männer in der Lage, die diskreditierbare sexuelle Präferenz sinnvoll in eine heterosexuell gestimmte Welt zu integrieren. Sie brauchen ihr gleichgeschlechtliches Begehren weder zu verdrängen, noch zu ignorieren oder gar gegen sich selbst zu wenden. Die Fähigkeit, in allen Rollenkontexten Konsistenz herzustellen, mündet in einem »Kohärenzgefühl«.[11]

Der Zusammenhang zwischen selbst- bzw. fremdbestimmten Handlungsstrukturen und Verteilung der HIV-Infektionen lässt sich weiter präzisieren, indem die spezifischen Infektionsverteilungen der verschiedenen Typen miteinander verglichen werden. Vergleichsgrundlage bildet die Prozentsatzverteilung des Gesamtsamples, ausgewiesen in der Spaltensumme von Tabelle 1 (Verteilung der Handlungsstile nach HIV-Infektionen) und grafisch dargestellt in Diagramm 1.

---

[11] Der Medizinsoziologe Aaron Antonovsky hat das Kohärenzgefühl (sense of coherence) als gesundheitsprotektiven Faktor bezeichnet. Ein solches Gefühl bestünde dann, wenn eine Person überzeugt ist, die Welt sei verständlich, handhabbar und bedeutungsvoll (Antonovsky 1987).

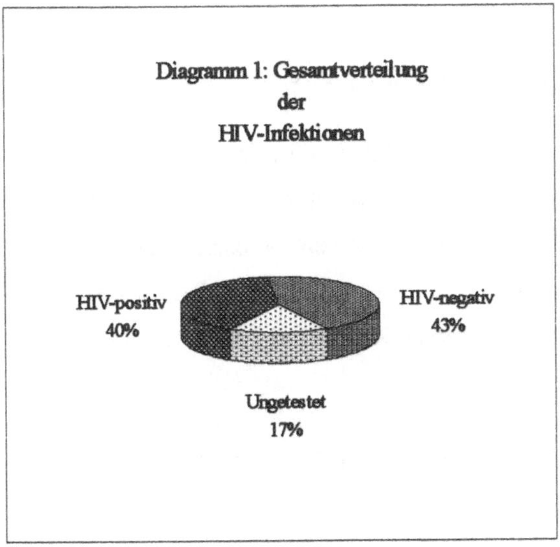

Die Gruppe der HIV-Positiven gleicht annähernd dem Anteil der HIV-negativ getesteten Männer. Fast 17 Prozent der Interviewten haben sich nicht testen lassen. Um möglichst umfassend zwischen den Lebenserfahrungen von infizierten und nichtinfizierten homosexuellen Männern vergleichen zu können, waren wir um etwa gleichstarke Repräsentanz bemüht. Die HIV-infizierten Männer sind daher in unserem Sample - bezogen auf ihre Verteilung innerhalb der Gesamtgruppe homo- und bisexueller Männer - mit hoher Wahrscheinlichkeit überrepräsentiert. Eine derartige Gewichtung entspricht den Erfordernissen des theoretischen Samplings, das darauf ausgerichtet ist, die Vergleichbarkeit zweier Gruppen herzustellen.[12]

---

[12] Vgl. hierzu Strauss, 1991, S. 70f, sowie Koch-Burghardt, 1997, S. 80-84.

Zum Infektionsrisiko des C-Typus (geringste Rate)

Die Angehörigen des Zehenspitzenschwulen weisen die höchste Rate der HIV-*negativ* getesteten Männer auf. Ihr Anteil übertrifft mit fast 41 Prozent den Gesamtanteil der Männer mit negativem Serostatus um 42 Prozent. Während die Quote der ungetesteten Männer nahezu dem Durchschnitt der Stichprobe entspricht, fällt auf, dass *keiner* der Zehenspitzenschwulen positiv getestet ist.

Diagramm 2: Verteilung der HIV-Infektionen beim Zehenspitzenschwulen

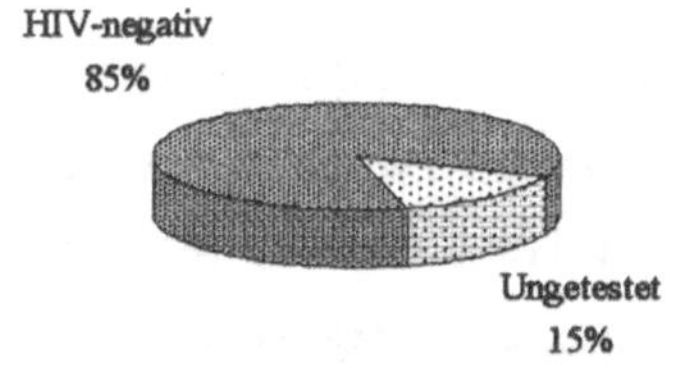

Obwohl die Motive der Männer für eine *Testung auf HIV-Antikörper* nicht vollständig erhoben sind, lassen sich aus den Schilderungen einige Trends ableiten. Der Zehenspitzenschwule berichtet von üblichen bzw. regelmäßigen Gesundheitskontrollen, welche die Testung auf HIV-Antikörper einschließen. Manchmal, bei begründeter oder auch unbegründeter Angst, sich infiziert zu haben, lässt er sich zwecks psychischer Entlastung testen. Das Testverhalten des Zehenspitzenschwulen korrespondiert mit seinem starken Sicherheitsbedürfnis.

Seine Kontrollambitionen sind es denn auch, welche Einfluss auf das *Präventionsverhalten* des Zehenspitzenschwulen nehmen. Somit überrascht es kaum, dass sich die Männer so gut wie gar nicht auf riskante Sexualpraktiken mit unbekannten Sexualpartnern einlassen. Dies tun sie nun nicht etwa, weil sie etwa von den Präventionsbotschaften der Aids-Aufklärung überzeugt worden wären. Sie haben - wenn man so will - sich bereits unabhängig von Aids seit jeher an die Spielregeln des Safersex gehalten. Denn derartige Regeln entsprechen ihrem Gestaltungswillen beim Zulassen von Intimität und Partnerschaft. Der Zehenspitzenschwule verwendet viel Zeit darauf, sich mit einem potenziellen Partner vertraut zu machen. Vor einem ersten sexuellen Kontakt hat sich der Zehenspitzenschwule gewöhnlich auch versichert, dass sein Partner in sexueller Hinsicht ‚sauber' ist. Wenn sich auch die Motive nicht gleichen, sind hier Parallelen zu den ebenfalls negativ getesteten heterosexuellen Strichern festzustellen. Auch diese lassen sich auf hochriskante Sexualpraktiken wie den rezeptiven Analverkehr nicht ein: ebenfalls nicht, um einer Ansteckung vorzubeugen, sondern weil es ihrer emotiven Distanz zur Homosexualität entspricht.

Die Prüfungen des Zehenspitzenschwulen dienen demnach weniger dem Schutz vor Ansteckung, sondern im Wesentlichen einem *subjektiv bedeutsamen* Motiv: Seine sozialen Arrangements in Familie und Beruf sollen unter keinen Umständen gefährdet werden. Insofern bestimmt der Zehenspitzenschwule die Intensität von Nähe und Intimität bis zu einem gewissen Grad selbst. Dabei entwickelt er trotz seinen stark ausgeprägten Kontrollambitionen ein homogenes Empfinden seiner homosexuellen Eigenart - nur legt er keinen Wert auf soziale Identifizierung als Homosexueller noch auf persönliche Identitätsbekundung. Dennoch gelingt es ihm, diese objektive Identitätsinkonsistenz in subjektive Konsistenzerfahrung zu transformieren, und zwar indem er homosexuelle Intimität und Partnerschaft im Rahmen seines Lebensentwurfs mit *geringer Priorität* ausstattet. Auch hier wird eine Parallele zu den heterosexuellen Strichern sichtbar. Trotz anderer Motive messen diese ihren *gleichgeschlechtlichen Kontakten keine große Bedeutung* zu. Sie verwirklichen sich stattdessen in ihren heterosexuellen Partnerschaften, die ihnen Handlungssicherheit und Selbstwertgefühl vermitteln.

Die Zehenspitzenschwulen sublimieren ihre sexuellen Bedürfnisse und transponieren diese auf ein anderes Gebiet. Der Preis dafür scheint hoch zu sein. Die stark ausgeprägte Selbstkontrolle lässt nur ein sehr geringes Maß an Intimität und emotionaler Nähe zu. Allerdings minimiert sie auch das Risiko einer HIV-Infektion. Zudem gelingen dem Zehenspitzenschwulen die Täuschungs- und Vertuschungsmanöver bei der Gestaltung seiner Partnerschaften. In funktionaler Hinsicht erweist sich somit der sexuelle Handlungsstil als durchaus *effektiv* und zusätzlich auch hinsichtlich einer HIV-Infektion als äußerst protektiv.

Zum Infektionsrisiko des D-Typus (zweitgeringste Rate)

Gegenüber dem Zehenspitzenschwulen verringert sich die HIV-negativ-Quote des Herzschwulen zwar, liegt aber immer noch deutlich (um 22 Prozent) über der des Gesamtsamples. Zudem sah sich ebenso wie beim Zehenspitzenschwulen keiner von den interviewten herzschwulen Männern mit einem positiven Testergebnis konfrontiert. Des Weiteren fällt beim Herzschwulen der mit Abstand höchste Anteil ungetesteter Männer auf: Verglichen mit dem Schwanz- und Zehenspitzenschwulen ist die Quote doppelt so hoch.

In den Erzählungen finden sich zu diesem *spezifischen Testverhalten* des Herzschwulen die unterschiedlichsten Erklärungen. Der eine entscheidet sich beispielsweise gegen den Test, da er ihn als Mittel der Prävention für untauglich hält. Ein anderer gibt an, dass er die Möglichkeit eines positiven Testergebnisses nicht ausschließen könne und den aus einem solchen Befund resultierenden psychischen Belastungen kaum gewachsen wäre. Ein Dritter glaubt, gar nicht infektionsgefährdet zu sein, da er keine riskanten Sexualpraktiken betreibe oder seit langer Zeit in einer monogamen Partnerschaft lebe.

Ebenso vielfältig sind die Beweggründe, sich einer Untersuchung auf HIV-Antikörper zu unterziehen. Einmal soll der Test der eigenen Beruhigung dienen, ein anderes Mal beinhaltet ihn regelmäßiges Blutspenden oder ärztliche Vorsorgeuntersuchung ohnehin. Manchmal sind es ungeschützte Sexualkontakte - in seltenen Fällen sogar hochriskante Praktiken mit infizierten oder bereits erkrankten Partnern -, die den Herzschwulen zu einer Testung drängen. In einigen Fällen möchte er sich zusammen mit seinem Partner testen lassen, damit beide innerhalb ihrer Beziehung auf den als störend empfundenen Safersex verzichten können, insbesondere auf Kondomgebrauch. Das Testverhalten des Herzschwulen korrespondiert also mit den ihm eigenen kommunikativen und regulativen Handlungsstrategien in der intimen Interaktion. So häufig er

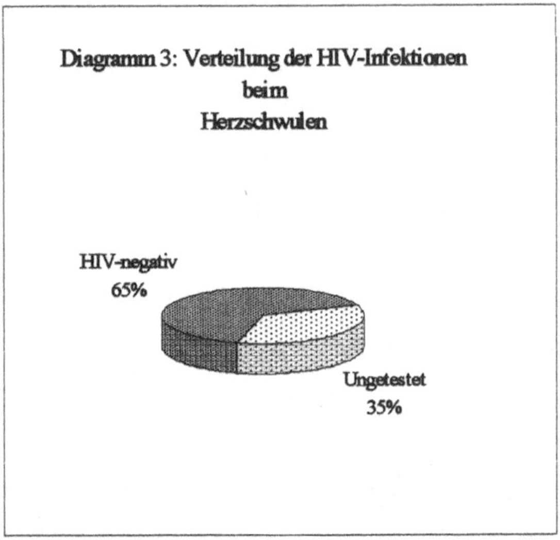

die Form intimer Begegnungen mitgestaltet, so oft setzt er selbst die Bedingungen, unter denen er sich einem Test unterzieht. Wenn etwa die Erfordernisse des Safersex den eigenen Bedürfnissen zuwiderlaufen, kann gemeinsame Testung den Weg zu ungezwungeneren sexuellen Begegnungen ebnen und weitere Handlungsalternativen eröffnen.

Der Herzschwule ist es dann auch, der von allen Männern das größte Bewusstsein für ein angemessenes *Präventionsverhalten* entwickelt hat. Denn offensichtlich garantieren weder das Wissen um die Ansteckungswege noch der einmal gefasste Entschluss, Safersex praktizieren zu wollen, dass die Schutzmaßnahmen in der intimen Situation auch tatsächlich umgesetzt werden. Safersex setzt nämlich voraus, dass die eigenen Schutzbedürfnisse artikuliert werden; er erfordert, den Freund nicht nur auf sexueller, sondern in begrenztem Umfang auch auf persönlicher Ebene kennen zu lernen. Gerade weil sich in einer sexuellen Begegnung zwei oder mehrere Menschen begegnen, die ihre Handlungen aufeinander beziehen, bedarf es bestimmter Handlungspotenziale. Die Motive des Partners sind zu erfassen, mit den eigenen Wünschen abzustimmen und an den situativen Möglichkeiten auszurichten. Somit sind es weniger die einmal gefassten Absichten der Männer, die das sexuelle Geschehen festlegen, sondern ihre Fähigkeiten, diese mit einem oder mehreren Partnern auch *realisieren* zu können.

Aus diesem Grund ist das Präventionsverhalten des Herzschwulen in seinen gesamten sexuellen Handlungsstil eingebettet. Und dieser wiederum ist, wie wir gesehen haben, eng verwoben mit seinem Stigma- und Identitätsmanagement. Denn die Art und Weise, wie diese Männer mit der Information über ihre Andersartigkeit in alltäglichen Situationen umgehen, bestimmt die Ausgestaltung der intimen Situation mit ihren Partnern wesentlich. Weil die Betreffenden Konsistenz herstellen konnten zwischen ihren eigenen Gefühlswirklichkeiten, der persönlichen Dokumentation dieser Empfindungen und der sozialen Fremdwahrnehmung, sind sie in der Lage, als handelndes Subjekt auf die sexuelle Situation überhaupt Einfluss zu nehmen.

Diese *Selbstbestimmtheit* des sexuellen Handlungsstiles führt nicht nur dazu, dass der Herzschwule über das breiteste Spektrum von Intimitäts- und Beziehungsmustern disponieren kann, nämlich von der lustbetonten, eher flüchtigen sexuellen Begegnung bis hin zur emotional geschlossenen Partnerschaft. Die Fähigkeit, je nach Möglichkeit die passenden intimen Handlungspotenziale mobilisieren zu können und von Außenstehenden zudem als Schwuler akzeptiert zu werden, entlastet auch in psychologischem Sinne. Dieses Kohärenzgefühl ist es letztlich, welches das HIV-Infektionsrisiko für die Gruppe der Herzschwulen minimiert; und das gilt, obwohl einzelne Männer von riskanten und ungeschützten Sexualkontakten berichten.

Zum Infektionsrisiko des A-Typus (dritthöchste Rate)

Der Gliedschwule weist mit gut 55 Prozent einen relativ hohen Anteil HIV-positiv getesteter Männer aus. Die Quote liegt damit deutlich über der des Gesamtsamples (um 15,4 Prozent). Der Prozentsatz der seronegativ getesteten Interviewpartner sinkt dagegen in nahezu umgekehrtem Verhältnis (um 16,1 Prozent). Besonders hoch fallen die Prozentsatzdifferenzen zwischen dieser Rate und dem Anteil der negativ getesteten Personen beim Herzschwulen (37,9 Prozent) und beim Zehenspitzenschwulen (57 Prozent) aus. Deshalb ist anzunehmen, dass die Mehrzahl der dem Gliedschwulen zuzurechnenden Männer einen positiven Testbefund aufweisen.

Der Anteil der ungetesteten Männer gleicht dem Durchschnitt des Gesamtsamples. Allerdings unterscheiden sich im Vergleich zu den anderen Männern die Motive, die den Gliedschwulen dazu bewegen, auf einen *HIV-Antikörper-Test* zu verzichten. So wenig er sich vom Stigma persönlich betroffen fühlt, so sehr verdrängt und ignoriert er seine Infektionsgefahr. Zu einem Test zwingen ihn dann meist Krankheitssymptome, beispielsweise erste Kaposi-Sarkome, eine Pneumocystis-carinii-Pneumonie oder andere Erstmanifestationen einer Aids-Erkrankung. Eine solche Zwangslage, die ihn oft genug zum Bekenntnis seiner sexuellen Andersartigkeit nötigt, symbolisiert die Fremdbestimmtheit des gliedschwultypischen intimen Handlungsstils.

Das Testverhalten hat bereits erste Hinweise auf das *Präventionsverhalten* gegeben. Demnach fehlt dem Gliedschwulen das Bewusstsein, von einem Infektionsrisiko besonders betroffen zu sein. Die an Homosexuelle adressierten Präventionsbotschaften kommen bei ihm nicht an, da er sich selbst als normal bzw. heterosexuell begreift. Doch selbst dann, wenn den Männern die Infektionsrisiken bekannt sind, fällt es ihnen schwer, Safersex tatsächlich zu praktizieren. Der rein monologisch auf Lustbefriedigung ausgerichtete sexuelle

Diagramm 4: Verteilung der HIV-Infektionen beim Gliedschwulen

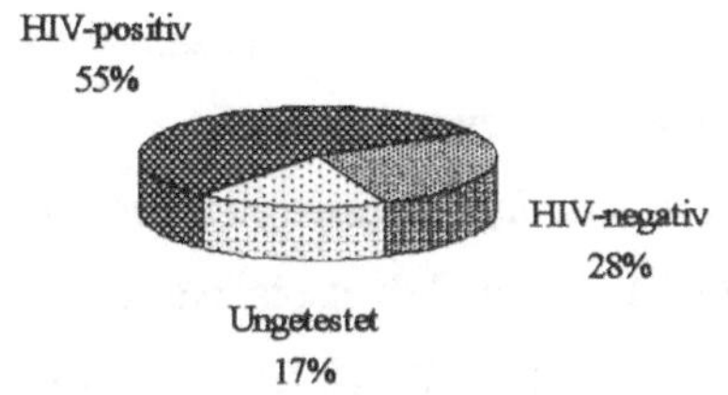

Handlungsstil orientiert sich weder an den (Schutz-)bedürfnissen des jeweiligen Partners, noch an den eigenen Ängsten und Wünschen. Da die eigene Homosexualität im wahrsten Sinne des Wortes als ‚Druck' empfunden wird, der beizeiten abreagiert werden muss, kreisen die Gedanken nur um die Befriedigung der eigenen Lust. Die Bedürfnisse des Partners werden dabei genauso wenig wie seine potenzielle Infektion in die eigene Motivation miteinbezogen. Die an vielen Orten der Subkultur gängigen Ritualisierungen sexueller Begegnungen kommen dem Gliedschwulen dabei sehr entgegen: Sie befreien nicht nur von der Notwendigkeit, die intimen Wünsche und Vorstellungen des Partners wahrzunehmen und zu artikulieren, sondern auch von der Notwendigkeit, die beiderseitigen Schutzbedürfnisse wahrzunehmen. Beides bleibt stets inkommunikabel.

Von entscheidender Bedeutung ist, dass die intime Handlungsorientierung ganz den Erfordernissen der verheimlichenden Informationssteuerung untergeordnet wird. Sexuelles Erleben kommt beim Gliedschwulen nur unter Bedingungen zustande, in denen er seine Bedürfnisse nach Nähe und Emotionalität verdrängen kann. Erst diese Verdrängung ermöglicht es ihm, sexuelle Erlebnisse als subjektiv befriedigend wahrzunehmen. Somit erzwingt die starke emotive und kognitive Distanz zur eigenen Homosexualität nur flüchtige und unverbindliche Sexualkontakte. Diese *Fremdbestimmtheit* des sexuellen Empfindens und Erlebens beschreiben viele der Männer als psychisch stark belastend. Etliche leiden unter ihrer Andersartigkeit und bringen dies in den Gesprächen auch unverblümt zum Ausdruck.

Als *psychisch belastend* fallen schließlich auch die gesellschaftlichen Sanktionen ins Gewicht (Scheidung, Arbeitsplatzverlust, öffentliche Denunziationen etc.), die der Gliedschwule infolge seiner missglückenden Informationskontrolle zu bewältigen hat. Die vielfältigen Ausgrenzungserfahrungen im alltäglichen Leben gepaart mit dem gewaltigen gesellschaftlichen Normalitätsdruck, der auf den sexuellen Begegnungen lastet, erhöhen die HIV-Suszeptibilität dieser Teilpopulation überproportional.

Zum Infektionsrisiko des E-Typus (zweithöchste Rate)

Beim Verletzten vergrößert sich gegenüber dem Gliedschwulen der Prozentsatz infizierter Männer um weitere 13,5 und erreicht einen Wert von 68,7 Prozent. Der Anteil der HIV-negativ getesteten Männer steigt gleichfalls (um 3,7 Prozent), jedoch nur, weil es in dieser Gruppe keine ungetesteten Männer gibt. Den Schilderungen des Verletzten ist zu entnehmen, dass er sich dem Test in vielen Fällen nicht eben freiwillig unterzogen hat.[13]

Diagramm 5: Verteilung der HIV-Infektionen beim Verletzten

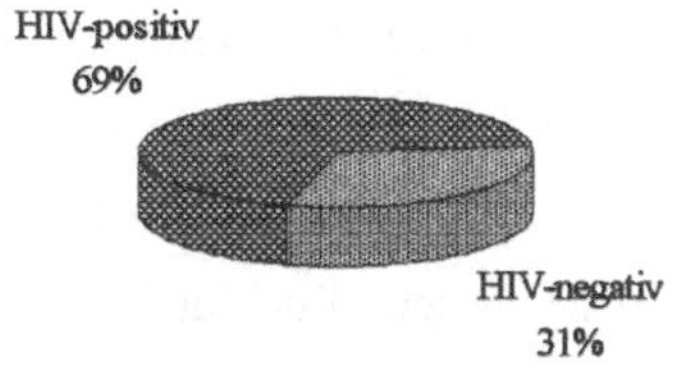

In einigen Fällen lassen sich die Männer des Typus E testen, weil ihre Partner es von ihnen verlangen. Um die Beziehung nicht zu gefährden, fügen sie sich einem solchen Anspruch. Das Bedürfnis nach emotioneller Nähe und partnerschaftlicher Bindung überlagert alle anderen Perspektiven. Für dessen Fortbestand ist der Verletzte bereit, etliche Unwägbarkeiten in Kauf zu nehmen; denn er ist überzeugt davon, seine Partnerschaft nur dann festigen zu können, wenn

[13] In einem Fall testeten Ärzte das Blut des Betreffenden ohne sein Wissen und Einverständnis; unter diesen Umständen mit einem positiven Testergebnis konfrontiert, fühlte sich der Mann einmal mehr missbraucht und in seiner Opferrolle bestätigt.

er keine eigenen Ansprüche stellt. Daraus resultiert eine Passivität, die sich auch darin ausdrückt, dass die Männer dieser Gruppe oftmals in erotisch-sexuelle Situationen geraten, die ihren Bedürfnissen geradewegs zuwiderlaufen. Ihre eigene Leistung bei der Anbahnung solcher intimer Situationen beschränkt sich meist darauf, bestimmte Orte homosexueller Begegnung aufzusuchen. Dort lässt sich der Verletzte dann abschleppen, um mit Nähe und Zuwendung belohnt zu werden.

Eine derart passive Handlungsstrategie beim Kennenlernen neuer Sexualpartner hat erhebliche Folgen für das *Präventionsverhalten*. Der Verletzte ist weder in der Lage, seine eigenen Befindlichkeiten und Bedürfnisse zu artikulieren, noch kann er die Motive seiner Partner erfassen. Somit entgleitet ihm die Kontrolle über die sexuelle Begegnung genauso wie die über die Ausgestaltung seiner partnerschaftlichen Bindung. Dies hat zur Folge, dass der Verletzte auch ungeschützte Sexualpraktiken in Kauf nimmt. Dies trifft selbst auf solche intimen Erfahrungen zu, bei denen er gegen seinen Willen körperliche Schmerzen erleidet. Etliche der Männer haben berichtet, dass sie sich ungeschützt penetrieren ließen, obwohl sie darunter litten und am Anus verwundet wurden.

Da sich der Verletzte ganz den Bedürfnissen seiner Partner unterordnet, um emotionale Zuwendung zu empfangen, kann sein sexueller Handlungsstil als in hohem Maße *fremdbestimmt* charakterisiert werden. Diese Fremdbestimmtheit wirkt psychisch stark belastend, denn die Enttäuschungen und Lebenskrisen gehören zur gängigen Lebenserfahrung des Verletzten und gehen bei weitem über das Maß hinaus, wie es keinem Menschen erspart bleibt. Vergleichbar einem »Troublecollector« zieht der Verletzte alles Unglück dieser Welt in sein Leben und sieht sich insbesondere von seinen Sexualpartnern gedemütigt und missbraucht. Derart massive *Lebensbelastungen* bleiben nicht ohne gesundheitliche Folgen. Die durch die Fremdbestimmtheit des Handlungsstils erzeugten psychischen Verletzungen sind derart beachtlich, dass sich auch unter dieser Gruppe von Männern HIV-Infektionen häufen.

Zum Infektionsrisiko des B-Typus (höchste Rate)

Der Kopfschwule weist die mit Abstand höchste Infektionsrate auf. Die Quote von 87,5 Prozent erhöht sich gegenüber dem Verletzten nochmals um 18,8 Prozent. Zum Gliedschwulen beträgt der Abstand sogar 32,3 Prozent. Im Vergleich zu den anderen Gruppen schrumpft der Anteil der nichtinfizierten Männer hingegen auf das niedrigste Niveau. Somit ist mit höchster Wahrscheinlichkeit davon auszugehen, dass kopfschwule Männer HIV-infiziert sind.

Wie beim Verletzten haben wir auch unter den Kopfschwulen keine Männer ausmachen können, die sich bislang nicht haben testen lassen. Die Motive, die eine Entscheidung für den Test nahe gelegt haben, umfassen die gesamte Bandbreite - wir haben sie bereits dargelegt. Darüber hinaus entschließt sich der Kopfschwule zum Test ‚aus einer Laune heraus', in einem Fall sogar auf Grund einer Todessehnsucht.

Diagramm 6: Verteilung der HIV-Infektionen beim Kopfschwulen

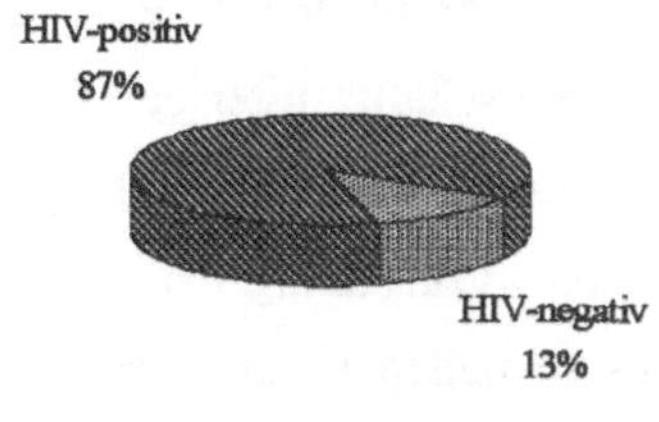

Die HIV-spezifische Suszeptibilität des Kopfschwulen ist auf sein *Präventionsverhalten* sowie auf die *charakteristische Fremdbestimmtheit* seiner Intimitäts-

und Partnerschaftsmuster zurückzuführen. Gerade beim Präventionsverhalten des Kopfschwulen wird deutlich, dass das bloße Wissen um Infektionswege noch lange nicht dazu führt, Safersex auch zu praktizieren. Der Kopfschwule zählt wohl zu den informiertesten Schwulen und engagiert sich zudem auch häufig in den AIDS-Hilfen. In den intimen Kennlern-Situationen möchte der Kopfschwule jedoch auf ein hohes Maß an Ritualisierung nicht verzichten. Da in erster Linie die Situation, also das Ambiente oder die Atmosphäre, stimmen müssen, um eine sexuelle Begegnung als befriedigend zu erleben, rückt nicht nur die Persönlichkeit des Partners in den Hintergrund. Gleiches trifft auf die eigenen sexuellen Vorlieben zu, die der Kopfschwule nur ansatzweise konkretisieren kann. Insbesondere fällt es ihm schwer, bestimmte Sexualpraktiken oder Kennlernrituale als den eigenen Empfindungen und Bedürfnissen widerstrebend wahrzunehmen und dies dem Partner auch zu vermitteln. Demnach sind es beispielsweise häufig kopfschwule Männer, die sich dem analen Orgasmus verpflichtet fühlen, weil sie - entsprechend dem gesellschaftlichen Klischee - nur im Analverkehr das Wesen schwuler Sexualität erkennen. Situationsbezogene Sex erschwert somit auch die Kommunikation über Schutzbedürfnisse hinsichtlich einer HIV-Infektion. Dies trifft insbesondere für diejenigen Männer zu, die eher passiv darauf warten, dass der Partner die ganze Verantwortung für den Ablauf der intimen Begegnung übernimmt.

Das Intimitäts- und Partnerschaftsmuster des Kopfschwulen orientiert sich gänzlich an gesellschaftlichen Klischees über *den* gewöhnlichen Homosexuellen. Das Fehlen von eigenen Vorstellungen und Wünschen unterstreicht die *Fremdbestimmtheit* dieses sexuellen Handlungsstiles. Denn der Kopfschwule bestimmt den Wert seiner abweichenden Sexualität einzig aus einer *negativen* Abgrenzung gegenüber gesellschaftlichen Zuschreibungen, die den Homosexuellen auf ein sexuelles Subjekt reduzieren, indem er diese Vorstellung positiv umdeutet und zu einem hedonistischen Sexualitätsideal stilisiert. Obwohl der Wunsch nach einer auf Dauer angelegten Partnerschaft vorhanden ist, verhindert das ideologische Festhalten am Ideal der geschlossen-offenen Partnerschaft jeden individuellen Zuschnitt auf die eigenen gefühlsmäßigen Lebenserfahrungen. Selten werden Partnerschaften von Vertrauen und Rücksichtnahme getragen. Aus den widersprüchlichen Prämissen der offen-geschlossenen Partnerschaft resultieren oft quälende und stark belastende Auseinandersetzungen mit dem Partner.

Der Kopfschwule organisiert demnach nicht nur seine Sexualität, sondern auch seine Partnerschaft ganz unter dem Eindruck des gesellschaftlichen Stigmas. Seinen Idealvorstellungen fehlt es an Orientierungspunkten, welche die individuelle Bedürfnis- und Gefühlslage angemessen widerspiegeln. Gerade weil er das als bürgerlich abqualifizierte Liebesideal kompromisslos zurückweist, befreit er sich nicht von diesem, sondern lässt sich von ihm hinsichtlich seiner Handlungsorientierung ex negativo beherrschen. Folglich erlebt der Kopfschwule seine ‚Nahkampfsituationen' während eines Anmachrituals oder den ‚Beziehungskrieg' zwischen ihm und seinen Partnern als spannungsgeladen. Der durch abstrakte Prinzipien modellierte sexuelle Handlungsstil erweist sich letztlich nicht nur als fremdbestimmt, sondern auch als krisenhaft und explosiv zugleich. Dieses hohe Konfliktpotenzial belastet in starkem Maße das seelische Gleichgewicht und macht die überproportional hohe HIV-Suszeptibilität dieser Gruppe verständlich.

6. Kapitel

Diskussion der Resultate

Der epidemiologische Befund der bisherigen Aids-Forschung hat die gesellschaftliche Reaktion auf Aids nachhaltig und folgenreich geprägt. Wenn in bestimmten Ländern konstant um 70% der Infektionen nach homosexuellen Kontakten auftreten, dann konnte und musste eine Intervention genau dort, am Verhalten ‚der Homosexuellen' ansetzen. Präventionslogisch war das geboten. Die Kampagnen, sich selbst und andere zu schützen, haben einen überwältigenden Erfolg erzielt.

Die Intervention verlief effektiv, senkte also die erwarteten Infektionszahlen und entkräftete alle Hiobsbotschaften. Darüber hinaus darf die Intervention als effizient bewertet werden, kostete sie doch weit weniger, als ein Apparat repressiver Kontrolle verschlungen hätte. Erfreulicherweise minimierte der in Deutschland eingeschlagene Weg der Intervention die politischen Kosten, indem Würde und Entfaltungsfreiheit des Adressatenkreises geschont worden sind.

Die Epidemiologie *innerhalb* der so genannten Risikogruppe homosexueller Männer wird erstmals durch unsere Untersuchung bearbeitet. Das Risiko lässt sich nunmehr anders und genauer lokalisieren. Die biografie- und handlungstheoretische Aufschlüsselung legt auch eine erweiterte Ätiologie nahe: Die Ursache der HIV-Infektion wird nicht mehr allein im Verhalten der Akteure angesiedelt, sondern auch in dem Spannungsfeld zwischen gesellschaftlicher Stigmatisierung und individueller Handlungskompetenz gesucht. Bislang ist diese Möglichkeit, die Krankheitsbetroffenheit aufzuschlüsseln und vielleicht sogar zu erklären, nur in vagen Umrissen erkannt worden.

> Der Saarbrücker Soziologe Hans Leo Krämer weist auf die ideologischen Implikationen einer Klassifikation nach ‚Risikogruppen' hin. »Soziologischer Erklärungsnotstand kann sie nicht sein.« Nicht an der Gruppenzugehörigkeit ist die Erkrankung festzumachen, »vielmehr und

wahrscheinlicher am sozialen Umfeld und Verhalten« (H. L. Krämer 1994, S. 111). Krämer stellt dann eine der klassischen Fragen der Soziologie: inwieweit Aids aus sozialer Ungleichheit folge, also aus der Zugehörigkeit zu sozialen Schichten, zu einem Geschlecht, zu Bildungsgraden, zu den Stufen ökonomischer Entwicklung im Nord-Süd-Gefälle.

Die Ergebnisse unserer Untersuchung verdeutlichen, dass die Formen, in denen sich das homosexuelle Begehren oder die Lust ausdrückt, dem Einfluss eines gesellschaftlichen Stigmas unterliegen. Darüber hinaus verifizieren sie unsere forschungsleitenden Thesen, nach denen soziale Faktoren die Höhe des Infektionsrisikos für homosexuelle Männer entscheidend mitbestimmen.

Ein Blick auf die Risikoexposition nach Maßgabe des Risikofaktorenmodells eignet sich zwar für entsprechende Präventionsbotschaften an den Einzelnen. Um das Infektionsrisiko der gesamten homosexuellen Population befriedigend erklären zu können, reicht der Bezug auf riskante Sexualkontakte nicht aus. Das Kriterium ‚Safersex oder nicht' taugt demnach nicht zu einer schlüssigen Unterscheidung zwischen infizierten und nichtinfizierten Männern. Bis auf ganz wenige Ausnahmen haben fast alle von uns Interviewten über ungeschützte Sexualkontakte berichtet, und mehrere Personen sind trotz hochriskanter Sexualpraktiken mit HIV-positiven Partnern von einer Infektion verschont geblieben.

Die Erwähnung dieses Umstands soll keinen wohlfeilen, monokausalen Kurzschlüssen Vorschub leisten, sondern verdeutlichen helfen, dass *Dispositionsfaktoren* (Koch 1989, S. 112) die Verteilungsstruktur der HIV-Infektionen innerhalb der homosexuellen Population um vieles besser erklären als das geläufige Risikofaktorenmodell, wie wir oben hochsignifikant belegen konnten.

Die Typologie macht transparent, dass homosexuelle Männer auf das Stigma mit unterschiedlichen Bewältigungs- und Verarbeitungsstrategien reagieren und deshalb eine erotisch-sexuelle Situation in unterschiedlichen Denk- und Wahrnehmungsstrukturen interpretieren. Entscheidend sind dabei nicht die beobachtbaren riskanten Sexualpraktiken, sondern die Bedeutung, welche der Einzelne dem sexuellen Geschehen beimisst: Auf augenblicksorientierten Lustgewinn ausgerichtete Begegnungen sind beispielsweise für den einen Voraussetzung dafür, überhaupt befriedigende Sexualität zu erleben (Gliedschwule), für den anderen Ausdruck eines richtigen und angemessenen homosexuellen Verhaltens (Kopfschwule), wieder andere verbuchen sie als lustvolle, aber eher randständige Ereignisse (Herzschwule), und manche verkennen gar ihre Zielrichtung, indem sie Vorstellungen der romantischen Liebe in dieses Handlungsfeld projizieren (Verletzter). Sexualwissenschaftlichen Forschungsvorhaben, die sich einzig um die Erklärung des äußerlichen Verhaltens bemühen, bleibt die Sinnhaftigkeit des sexuellen Handelns verschlossen, obwohl diese das Wesen der intimen Begegnung ausmacht.

Der nachgewiesene Zusammenhang von Stigmatisierung und erhöhtem Infektionsrisiko verweist auf generalisier- und somit *politisierbare* Problemlagen. Unsere Aussagen lassen sich deshalb *nicht* auf den Einzelfall übertragen. Wir können die Verteilung innerhalb der Population homosexueller Männer jetzt zwar besser erklären, deshalb aber noch lange nicht die Frage beantworten, warum sich eine einzelne Person in einer ganz bestimmten Situation mit dem Virus infiziert hat oder nicht, und schon gar nicht, *ob* sie sich infizieren *wird.* Das individuelle Infektionsrisiko lässt sich nach wie vor nur durch individuelle Prophylaxe minimieren. Noch einmal in aller Deutlichkeit: Es käme einem Fehlschluss gleich, übertrüge man den ermittelten Zusammenhang von Handlungsmuster und HIV-Verteilung in einer *Population* auf den *Einzelfall.* Eigentlich unnötig zu erwähnen, dass auf Safersex natürlich auch in Zukunft nicht verzichtet werden kann.

Angesichts der epidemiologischen Daten[14], die eine anhaltend hohe Beteiligung der homosexuellen Population an der HIV-Prävalenz belegen, sind wir

[14] Vgl. dazu die regelmäßigen Berichte des AIDS-Zentrums des früheren Bundesgesundheitsamtes bzw. heute im Robert-Koch-Institut über die aktuellen epidemiologischen Daten in der Bundesrepublik Deutschland.

der festen Überzeugung, den Kern eines sozialen Problems erkannt und erklärt zu haben. Beschwichtigungsversuche, die entweder eine deutliche Senkung der Infektionsrate unter homosexuellen Männern behaupten oder die ‚anfänglich' starke Verbreitung unter Homosexuellen auf die damals unbekannten Infektionswege zurückführen, sind immer stärker in Zweifel zu ziehen. Angesichts der Tatsache, dass der vielbeschworene Ausbruch des HIV in die Allgemeinbevölkerung ausgeblieben ist, erweisen sich solche Argumentationsfiguren als zynische Ablenkungsmanöver. Sie leugnen das Leid derjenigen, die nach wie vor in besonders hohem Ausmaß von HIV-Infektion und Aids-Erkrankung betroffen sind.

Unsere Ergebnisse verdeutlichen auch, dass sich die Angehörigen eines jeweiligen Typus in relativ geschlossenen sexuellen ‚Szenen' bewegen, demnach untereinander nicht so häufig in sexuellen Kontakt treten und sich schon deshalb in unterschiedlichem Ausmaß infizieren können. Das trifft insbesondere auf den Zehenspitzenschwulen zu, der sehr rational nur seinesgleichen sucht. Demnach stellt Aids nicht das Problem der Homosexuellen an sich dar, sondern das von ganz bestimmten Gruppen. Allerdings - und das illustrieren die Berichte von Männern in Paarbeziehungen - sind die Personenkreise nicht völlig voneinander abgeschottet. Die jeweiligen Partner von bestehenden Beziehungen, die wir teilweise beiderseits befragen konnten, ließen sich nicht immer demselben Typus zuordnen.[15]

[15] In einem Fall können wir veranschaulichen, dass sich zwei Männer mit unterschiedlichen Beziehungsorientierungen kennen gelernt und eine Partnerschaft miteinander realisiert haben. Es handelt sich um eines der drei Paare, die wir in unserem Sample beiderseits befragen konnten. In dieser Paarbeziehung trifft ein Vertreter des Verletzten auf einen des Herzschwulen. Beide unterscheiden sich auch hinsichtlich ihres Teststatus und legen die Regeln des Safersex recht freizügig aus. (Gemeint sind Frank G. - Nr. 44, Typus D (HIV-negativ) und Rudolf J. (Nr. 37, Typus E, HIV-positiv). Die beiden anderen Paare bilden Alex K. (Nr. 101, Typus B, HIV-positiv) und Oliver C. (Nr. 102, Typus B, HIV-positiv), sowie um Roman O. (Nr.64, Typus D, ungetestet) und Ottmar T. (Nr. 54, Typus D, ungetestet).

Des Weiteren hat die Rekonstruktion der Programme für erotisch-sexuelle Handlungen gezeigt, dass diese relativ zeitstabile Muster darstellen. In nur drei Fällen sind die betreffenden Männer aus ihren eingeschliffenen Handlungskreisläufen ausgebrochen.[16] Dieser Befund verdeutlicht, dass Menschen ihre Beziehungs- und Intimitätsmuster früh verfestigt haben, denn sie setzen die einmal praktizierten Handlungsweisen selbst dann immer wieder neu ein, wenn Misserfolg vorprogrammiert ist. In der Sozialisationsforschung hat man aufzeigen können, dass die in der Herkunftsfamilie vorgefundenen Beziehungsformen die Basis für die späteren Muster des zwischenmenschlichen Umgangs bilden (vgl. Kreppner 1991, 323). Wenn sich ihr Fundament tatsächlich in der familialen Sozialisation lokalisieren lässt, dann kommt der Familie als Ort der Persönlichkeitsbildung und Stigmatisierung zentrale Bedeutung zu. Aus diesem Grund haben auch viele unserer Interviewpartner auf die Eingangsfrage nach dem besonders peinlichen Erlebnis mit der Schilderung einer Begebenheit aus dem Elternhaus reagiert. Sie gaben zudem recht häufig an, dass ihnen dort das Management von Scham im Vergleich etwa zum Handlungsfeld Beruf, Wohnen oder Freizeit besonders schwer gefallen ist.

Somit rückt eine Entwicklungs- und Reifungsphase, die Adoleszenz, in den Blickpunkt, in der grundlegende interaktive Handlungskompetenzen erworben werden, die für die Herstellung geschlechtlicher *und* psychologischer Intimität sehr wichtig sind. Von theoretischem Interesse ist hier nicht der häufig als Coming-out beschriebene Übergang vom 'heimlich' zum 'offen' lebenden Schwulen, sondern der Übergang des Jugendlichen in die Welt der Erwachsenen. In diesem Lebensabschnitt werden die Grundlagen (sexuelle) Identitätskerne und Handlungspotentiale weiter ausgebildet. Die Relevanz dieses Sachverhalts näher zu untersuchen wäre ein neues Forschungsvorhaben wert.

---

[16] Dies trifft zu bei Norbert C. (Nr. 62) und Günther F. (Nr. 107), die ihr Verletzten-typisches-Beziehungsmuster in ein herzschwules verändert haben sowie auf Kai S. (Nr. 71), bei dem sich der Wandel vom Schwanzschwulen zu einem Herzchwulen vollzogen hat.

Einen weiteren Hinweis darauf, dass nicht alle homosexuellen Männer gleichermaßen von einem Ansteckungsrisiko betroffen sind, gibt ein Vergleich der epidemiologischen Daten von Ost- und Westdeutschland: Die HIV-Prävalenz unter Homosexuellen stagniert im Westen auf relativ hohem Niveau, im Osten auf sehr niedrigem Stand. Selbst etliche Jahre nach dem Mauerfall ist ein signifikanter Anstieg der Infektionsraten unter ostdeutschen Homosexuellen nicht zu beobachten. Versuche, auch diesen epidemiologischen Befund wiederum auf die Wirkung von Aufklärung oder die langen Inkubationszeiten zurückzuführen, fruchten nicht. Mehr Plausibilität verspräche die Annahme, dass sich die soziokulturellen, soziostrukturellen und sozialisatorischen Lebensbedingungen der homosexuellen Population im Osten mit denen im Westen unterscheiden und aus diesem Grund zu einem verschiedenartigen Aids-Risiko führen. Eine 1994 publizierte empirische Untersuchung über homosexuelle Männer in Ostdeutschland gibt zu möglichen Differenzen erste Hinweise. Während im Westen Deutschlands solche subkulturelle Leitbilder vorzuherrschen scheinen, welche ein eher hedonistisch-technizistisches Verständnis von gleichgeschlechtlicher Sexualität offenbaren, orientiert sich die große Mehrheit der Befragten in Ostdeutschland an einem personenbezogenen Sexualitätsideal und strebt nach einer emotional geschlossenen Beziehung (Starke 1994, S. 300f., 318, 328, 333).

Jenseits weiterer Forschungsfragen, die Ergebnisse von empirischen Untersuchungen liefern, stellt sich die Frage nach dem Nutzen der hier gewonnenen Resultate. In der Regel bleibt es bei Grundlagenuntersuchungen dem Leser bzw. der Leserin überlassen, ein Fazit aus den vorgestellten Befunden zu ziehen und Möglichkeiten ihrer Verwendung zu entwickeln. Um Missvertändnissen oder bewussten Fehlinterpretationen vorzubeugen, wollen wir an dieser Stelle eindeutig Position beziehen.

Der funktionale Zusammenhang zwischen Stigma-Management auf der einen Seite und dem sexuellen Handlungsstil auf der anderen verdeutlicht, dass die an den Einzelnen gerichteten Präventionsbotschaften nicht ausreichen, das HIV-Infektionsrisiko der homosexuellen Population deutlich und dauerhaft herabzuschrauben. Denn die Art und Weise, wie ein Mann mit der Information über seine Andersartigkeit umgeht und wie er infolgedessen mit einem Partner eine intime Situation gestaltet, stellt das Ergebnis der persönlichen und gesellschaftlichen Erfahrung dar und ist keine Frage der subjektiven Wahrnehmung des Ansteckungsrisikos oder des objektiven Wissenstandes über Aids. Aus diesem Grunde fordern wir, dass die individuelle Prophylaxe durch eine *strukturelle* Prävention ergänzt werden muss.

Strukturelle Prävention setzt nicht beim Verhalten des Einzelnen an, sondern bei den Verhältnissen, unter denen er lebt. Demnach geht es bei der strukturellen Vorbeugung in erster Linie um die Überwindung der stigmatisierenden Lebensverhältnisse. Eine nachhaltige Verbesserung der Lebenssituation Homosexueller ließe sich verwirklichen, wenn die folgenden sexualpolitischen Maßnahmen umgesetzt werden:

- In erster Linie müsste strukturelle Prävention die soziale Unsichtbarkeit homosexueller Lebenszusammenhänge überwinden helfen. Dazu wäre es unbedingt notwendig, Formen homosexueller Lebensstile in ihrer ganzen Vielfalt auch öffentlich als lebenswert darzustellen.

- Zweitens würde strukturelle Prävention aus einer Stärkung der homosexuellen Selbstorganisation entstehen. Bis heute mangelt es an gesellschaftlich legitimierten Vorbildern für gleichgeschlechtliche Intimität und vor allem an einer Kultur, in der sich offen über eigene Bedürfnisse und Wünsche kommunizieren ließe.

- Und schließlich müsste sich strukturelle Prävention auch förderlich auf die Entwicklungsbedingungen selbstbestimmter Handlungsstile auswirken. Denn die Art und Weise, wie die betreffenden Männer das Stigma bewältigen, hängt entscheidend von den Sozialisationsbedingungen im Elternhaus ab.

7. Kapitel

Epilog

Eine langjährige Unterstützerin der Aids-Hilfen zieht sich zurück, wie der US-amerikanische *Advocate* am 8. Juli 1997 berichtete (Nr. 737, S. 27). Sie sei damit durch, immer wieder Schecks auszustellen. ‚Mein Herz bricht nicht mehr für sie', soll sie gesagt haben; denn sie sei bitter enttäuscht, dass der Anteil schwuler Männer an den Neuinfektionen mit dem HI-Virus beständig hoch geblieben ist - trotz aller Erziehung zum Safersex. Für Deutschland lauten die Zahlen: Zweitausend Männer infizieren sich jährlich neu mit dem HI-Virus, darunter über die Hälfte homo- bzw. bisexuelle Männer (Angaben vom Robert-Koch-Institut Berlin, früher Bundesgesundheitsamt, Anfang Februar 1999).

Hierzu muss gleich und zum wiederholten Male gesagt werden, dass die Erziehungsmaßnahmen zur HIV-Prävention überaus erfolgreich gewesen sind. Nahezu jeder einheimische Mensch, der sich heute in das Sexualleben begibt, weiß um die Notwendigkeit der Verhütung. Aber nicht alle folgen ihrem Wissen - wie stets im menschlichen Handeln. Das geht indessen schon nicht mehr auf Kosten der Erziehungsbilanz, die ja nur Kenntnisse vermitteln, nicht aber Verhalten durchsetzen kann. Widerspricht hier jemand? Zwingen Sie dann auch Ihre Pferde, wenn Sie sie zum Wasser geführt haben, zum Trinken?

Warum setzt sich das Wissen um gesundheitliche Risiken nicht lückenlos in schützendes Verhalten um? Damit wird eine Grundfrage aller vermeidbaren Krankheiten berührt. Warum, zum Teufel, handeln Menschen nicht stets vernünftig?! Rebellieren wir vielleicht manchmal gegen die Stimme der Vernunft? Viele Wissenschaften beschäftigen sich mit diesem Problem, in gewisser Weise sogar alle.

Im Falle von Aids beschwört die Frage eine Vielzahl kurzatmiger Antworten herauf. Augenblicklich stehen Hinweise auf Mammutpartys und Designer-

Drogen in Mode, auch die Euphorie der Frischverliebten. Wir können gern zugeben, dass sie Recht haben und zugleich etwas Entscheidendes offen lassen: Warum verharrt der HIV in der Population schwuler Männer trotz erfolgreicher Präventionsbotschaften, trotz schnell wechselnder Gewohnheiten? Es muss Ursachen geben, die gleichsam ‚hinter' den vordergründig überzeugenden Faktoren liegen, etwas, das im allgemeinerer Weise mit den Lebensverhältnissen jeder Population zu tun hat. Die vorhin zitierte Unterstützerin der Aids-Hilfen, eingeschworen auf Prävention als Allheilmittel, hat das nicht durchschaut und zog ihren Beitrag enttäuscht zurück.

Zu einer sozialen Ätiologie von Aids

Die Frage, nach den sozialen (und nicht nur biologischen) Ursachen für die Ausbreitung des HI-Virus zu suchen, haben wir bereits vor zehn Jahren aufgeworfen und begründet (vgl. V. Koch 1989). Mit der unaufhaltsamen ‚Normalisierung' der Krankheit - im Kreise der Betroffenen und ihrer Helfer anfangs ersehnt, inzwischen auch gefürchtet - erwacht die Frage erneut.

Die Dimension der Zeit

Zu vermerken ist der besondere Umgang, den bisherige sozialwissenschaftliche Aids-Theorien mit der Dimension der *Zeit* gepflogen haben. Fast stets fassten sie nur das ins Auge, was seit dem Auftreten des HI-Virus im Menschen auszumachen ist. Was hingegen *zuvor* sich ereignet hat, blieb unbeachtet. Achtlos wird das nicht geschehen sein. Die Siebzigerjahre, als das Jahrzehnt des Durchbruchs homosexueller Emanzipation, gelten als Hohe Zeit gleichgeschlechtlicher Liebe. Folgerichtig bezeichnet Alexander Garcia Düttmannn Aids als »geschichtlichen Bruch« (1993, S. 40). Aids habe eine kurze Zeitspanne beendet, die er »die Epoche der *tricks*« nennt (S. 42), angelehnt an die unter diesem Titel von Renaud Camus in zwei Bänden faszinierend beschriebenen (von Roland Barthes eingeleiteten) freien sexuellen Begegnungen zwischen Pariser Männern - das »vormals unschuldige, leichte, unbekümmerte Buch«, nunmehr ein »mit dem Geist der Schwere behaftetes ‚historisches Dokument'«. Düttmann, als Philosoph, nimmt den zeitlichen Strom voll in seinen Blick - die Vergangenheit ebenso wie die Gegenwart, die Zukunft und die Transzendenz.

Für die sozialwissenschaftliche Diskussion in Deutschland und anderen westlichen Ländern stilbildend war indessen eine andere Haltung, die sich unter den Eindruck des Sterbens stellt. Martin Dannecker bezieht die Angst vor Aids in ihrem Kern darauf, »vor der Zeit der sterben« (1991, S. 319). Das durch Aids entstehende Sinnvakuum werde durch eine »Affirmation des frühen oder baldigen Todes« aufgefüllt; wem es gelinge, die HIV-Infektion in sein Ich zu integrieren, der bekenne sich zu der Gewissheit, bald zu sterben (vgl. M. Dannecker 1997, S. 127 f.). Sozialwissenschaftlich inspirierte Aids-Forschung befasste sich mit dieser handfesten Gefahr; Prävention rückte ins Zentrum allen Denkens, dazu die Umstände eines Ausbruchs der Erkrankung.

Die Fokussierung auf den Zeitraum nach dem Auftreten des HIV hat viele Fragen abgeschnitten, die sich auf die Zeit davor beziehen. Weder die Biografien der Homosexuellen (der infizierten wie der nichtinfizierten) wurden durchleuchtet, noch die rasante Entwicklung der homosexuellen Lebensstile in den Jahrzehnten bis 1980. Die Gründe dafür wären eine eigene Studie wert, denn die Folgen fallen ins Gewicht. Wenn das Jahrdutzend zwischen 1969 und 1981, also zwischen ‚Stonewall' und erstem Aids-Tod, als die Goldene Zeit schwuler Selbstentfaltung geadelt wird und damit sakrosankt, dann muss eine Untersuchung wie die unsere als Frevel empfunden werden. Verweist sie doch auf gewisse Kosten, die bei der Negation des antihomosexuellen Stigmas angefallen sind.

Das schwule ‚Coming-out-all-over' (J. I. Kitsuse 1980) war so notwendig, so begeisternd, so grundstürzend wie nur etwas, aber es blieb nicht verschont von unvorhergesehenen Folgen (R. K. Merton 1995).[17] Schon mit nur wenigen solcher Interpretationsfiguren im Gepäck verändert sich die Erkenntnisreise durch die Wüsten von Aids. Zu den Grundforderungen soziologischen Denkens

---

[17] Auf die unvorhergesehenen Konsequenzen absichtsvollen Handelns hat Robert K. Merton in seinem gleichnamigen Aufsatz von 1936 erstmals hingewiesen. Seither begleitet diese Denkfigur die soziologische Analyse, die sich damit ein weiteres Mal von dem Verdacht befreite, ihre Aufklärung sei moralisch gemeint oder verwertbar. Das ‚Coming-out-all-over' bezeichnet das überwältigende Öffentlichwerden vormals Stigmatisierter; indem sie ihren Ausschluss zurückweisen und Bürgerrechte einfordern, verlassen sie ihre Randstellung und bringen das soziale Problem, als das sie galten, zum Verlöschen.

gehört es, den zeitlichen Horizont zu öffnen (über die gerade zu interpretierende Gegenwart hinaus) und den sozialen Kontext miteinzubeziehen (über das Verhalten der Problembetroffenen hinaus). Daran hat es die sozialwissenschaftliche Aids-Forschung fehlen lassen. Die neuerdings zu verzeichnende Entdramatisierung des Infektionsverlaufs wird indessen auch die weiterführenden Fragen zulassen: Warum wurden die homosexuellen Männer zum Hauptopfer des HIV, und bei welchen bekam er seine tödliche Chance?

Soziale Ungleicheit und Infektion

Fragen der sozialen Ätiologie werden aufgeworfen, wenn wir uns für den Zusammenhang von sozialer Schicht und Infektionsverbreitung interessieren - ein vor allem der Soziologie zufallendes Klärungsproblem. Weltweit war ja zu beobachten, dass der Virus vor allem in Populationen der sozial Ausgegrenzten heimisch zu werden vermag. Einige Vertreter der praktischen Philosophie argumentieren so: Wenn in westlichen Gesellschaften die große Mehrheit der Menschen mit Aids zu den ‚klassisch diskriminierten gesellschaftlichen Gruppen' gehört, wie eben die Homosexuellen und die Drogengebraucher, dann folgt daraus eine Art von gesamtgesellschaftlicher Verantwortung gegenüber den HIV-Positiven, beispielsweise eine staatliche Forschungsförderung oder eine Übernahme von Kosten der individuellen Therapie (vgl. dazu R. D. Mohr 1988; P. Illingworth 1990, S. 143 ff.; U. Schüklenk 1998, S. 156-161). Die Prämisse, wonach ein kausaler oder funktionaler Zusammenhang zwischen gesellschaftlicher Ausschließung und Infektionsbetroffenheit besteht, bedarf des empirischen Nachweises, wenn die sozialethisch-gesundheitspolitischen Folgerungen überzeugen sollen.

Nehmen wir als Beispiel eine neue Untersuchung von Michael Bochow über die Aids-Prävention bei homosexuellen Männern der Unterschicht (1997). Hier wird der Zusammenhang von Forschungsstrategie und Theorie deutlich. Die

Untersuchung hält sich über eine lange Strecke an die Linie der Variablenauswertungen, wie sie der Autor in vielen Studien seit 1988 vorgelegt hat: Die Befragten hatten einen Bogen auszufüllen, der einer der Szenezeitschriften beigeheftet war. Daraus konnte Bochow dann Kennzahlen zum Sexualverhalten sowie die Resultate eines HIV-Tests entnehmen und zueinander in Beziehung setzen. Die resultierende bzw. zu Grunde liegende Theorie war virologisch-behavioral: Infiziert wurde, wer nicht geschützt war. So weit, so gut.

Als sich aber jetzt die Frage nach der sozialen Schicht stellte, mussten Theorie und Forschungsstrategie gewissermaßen soziologisch werden. Für Prävention und Information waren solche Überlegungen noch irrelevant gewesen - allein die Exposition gegenüber dem Virus interessierte. Nun aber zeigte sich, dass vor dem Virus die Menschen keineswegs alle gleich sind; Homosexuelle aus der sozialen Unterschicht erwiesen sich als doppelt so oft infiziert, verglichen mit solchen aus der Mittelschicht (vgl. M. Bochow 1997a, S. 80-87). Als Soziologe beschränkte Bochow sich jetzt nicht mehr auf Fragebögen, die ihm richtigerweise die quantitative Alarmmeldung beschert hatten. Bochow entschloss sich, nach all den Literatur- und Sekundäranalysen seiner neuen Studie (S. 27-97) zu einer Expertenbefragung überzugehen (S. 99-111). Und er konstatierte die Notwendigkeit, »eine Erhebung durchzuführen, die sich auf homosexuelle Unterschichtsmänner als Zielgruppe konzentriert« (S. 114).

Die Gespräche mit den Aids-Hilfe- und Gesundheitsamtsmitarbeitern geben vielfache Anhaltspunkte, wie eine ‚soziale Ätiologie' weiter ausgearbeitet werden könnte. Ins Auge springt der Begriff einer *schichtspezifischen Vulnerabilität*. Alle neun InterviewpartnerInnen stimmten darin überein, »dass die Kumulierung von prekärer sozialer Lage, psychischer Fragilität und mangelnder Unterstützung durch soziale Netzwerke bei einem bedeutenden Teil homosexueller Männer der Unterschicht die Vulnerabilität gegenüber HIV und Aids vergrößert« (S. 110). Klar, dass hier - wie stets bei soziologischen Einsichten -

keine Allaussage formuliert wurde, sondern nur eine statistisch gültige Verallgemeinerung getroffen wird.

Bochow fühlt sich durch die Experten vor allem in seinen eigenen bisherigen Ergebnissen bestätigt. Die Besonderheiten der Unterschichtsmänner - wozu immerhin auch »ihr geringerer Grad an homosexueller Selbstidentifikation« gehört - werden nur in das Erfordernis auf »besondere Informations- und Beratungsangebote« umgemünzt (S. 110). Wird aber damit nicht eine wichtige Erklärungschance übersehen und vertan?

Das hängt davon ab, wie das Konzept einer »Vulnerabilität« verstanden und ausgefüllt wird. Haben Bochow und seine Experten damit nur das Bild der Wunde im Sinn? Geht es selbst dann nicht um mehr als eine Lücke in der Prävention? ‚Verwundbar' bedeutet infektologisch, dass im Körperverhalten einer Person ein unmittelbarer Zugang für den Virus besteht. Der Einlass befindet sich innerhalb des biopsychosozial zu beschreibenden Komplexes, der den ganzen Menschen ausmacht. Wenn eine schichttypische Vulnerabilität gegeben sein sollte - auch wir halten das nach unseren Daten für eine plausible Vermutung -, dann bedeutet das mehr als eine verbesserungsbedürftige Prävention, es bedeutet eine soziale Ursache für die Ausbreitung von Aids.

Zweifellos verlassen die Überlegungen über den Zusammenhang von Sozialschicht und Infektionsrate den bisherigen Denkrahmen, der beim Erkenntnisziel des gesicherten Sexualkontakts endete. Jede Korrelation zwischen einem Sozialmerkmal und der Prävalenzrate wirft ohnehin die Frage auf, ob hier eine Kausalität bestehen könnte, die sich auch über andere Mechanismen als riskantes Sexualverhalten vermittelt.

Diese Frage drängt sich auch deswegen auf, weil die Verteilung der Risikokontakte auf die Sozialschichten nicht mit der zuvor diskutierten Verteilung der Infektionsraten auf die Sozialschichten genau übereinstimmt. Identisch sind zwar die Tendenzen (in der Unterschicht wird riskanter verkehrt und häufiger infiziert), aber in der Dramatik klaffen diese beiden Tendenzen auseinander.

Bei der (für die Thesen dieses Buches besonders einschlägigen) Infektionsrate wird für die Unterschicht eine drei- bis beinahe vierfach so hohe Ziffer genannt; bei der Risikorate hingegen ‚bloß‘ eine anderthalbfache Ziffer wie jeweils für die Mittelschicht.

Hierfür beziehen wir uns auf eine weitere, wenig später veröffentlichte Erhebung von Michael Bochow (1997 b, S. 71-74). Aus den Angaben in Tab. 17 haben wir alle Risikokontakte sowie die verdächtige Zahl ‚ohne Angaben‘ zusammengerechnet. Es ergeben für die Männer aus der Unterschicht 30,5 %, für die aus der Mittelschicht 20,5 % (Bochow 1997b, S. 73). Ob neben der intervenierenden Variable »Risikoverhalten« tatsächlich Platz für weitere Variablen bleibt, ließe sich an Bochows Daten durchaus entscheiden; leider interessiert sich der Autor bislang nicht dafür. Ohnehin basieren unsere Aussagen, soweit wir hier Bochow diskutiert haben, auf den zusammenfassenden Angaben über Personengruppen (Aggregatdaten) und müssten an den Individualdaten überprüft und vertieft werden. Ergänzend wären Fallstudien mit biografietheoretischem Hintergrund anzusetzen (wie in den vielgelobten australischen Untersuchungen von Robert W. Connell, Gary W. Dowsett u.a. oder auch bei Ulrich Biechele 1996).

Die Sozialberichterstattung, auf die Bochow sich in allgemein anerkannter Weise spezialisiert hat und die beinahe jährlich einen Report hervorbringt, gewinnt zweifellos an Aussagekraft, wenn sie neben den demografischen und präventionslogischen Merkmalen auch die soziale Dimension stärker einbezieht. Die Überlegungen zur ‚Vulnerabilität nach sozialer Schicht‘ gehören dazu und befördern die soziale Ätiologie von Aids.

Schwule Lebensweisen differenziert betrachten

Homosexuelle Identität und gleichgeschlechtliches Handeln stehen in keinem *logischen,* sondern in einem *kontingentem* Zusammenhang. Das schwule Begehren kann sich auf verschiedene Weise gegenüber einem anderen Mann umsetzen. Deswegen betont der australische Soziologe Gary Dowsett (1996) das Konzept ‚sein Begehren praktizieren'. Damit meint er nicht den früher so berüchtigten ‚praktizierenden Homosexuellen', sondern stellt sich in die Nähe des ethnomethodologischen ‚doing gender'. Der Blick konzentriert sich auf das Tun, welches uns mehr lehren kann als das zugeschriebene Merkmal ‚schwul'. Wie sich zeigt, muss die Idee einer einheitlichen schwulen Sexualität aufgegeben werden zu Gunsten einer Vielfalt schwuler Erfahrung (G.W. Dowsett 1996, S. 201).

Auch der interkulturelle Vergleich stößt uns auf die Vielfalt gleichgeschlechtlicher Selbstverständnisse. In einer ethnisch durchmischten Gesellschaft wie den Vereinigten Staaten von Amerika lässt sich das weniger leicht übersehen als hierzulande. Das Nebeneinander ‚kaukasischer', hispanischer, asiatischer und schwarzer Bevölkerungen verbindet sich mit einer mindestens ebenso großen Anzahl verschiedener homosexueller Lebensstile. Und keine davon darf als superior gelten; es besteht keine Hierarchie der Identitätskonzeptionen (vgl. dazu verschiedene Aufsätze in M. P. Levine u.a. 1997). Die Vision einer monolithischen Gay-community mag im politischen Geschäft nützen; doch dem soziologischen Unternehmen, das Verhältnis von Homosexualität und Aids aufzuklären, steht sie im Wege.

Das ungleiche Infektionsrisiko

Mehrfach haben sich schwule Intellektuelle darüber aufgebracht gezeigt, dass wir die Gesamtheit der homosexuellen Männer aufgliedern; befürchtet wird eine ‚Entsolidarisierung' der ‚gay community'. Auch wenn strategische Überlegungen nicht über Wahrheit/Unwahrheit einer Erkenntnis entscheiden können, selbst bei einer pragmatistischen Erkenntnistheorie, verdient das Bedenken eine Antwort. Eine Einheit aller Homosexuellen besteht nicht, folglich könnte sie auch nicht zersetzt werden. Die Gemeinsamkeit der Interessen wird nur von einer zahlenmäßig kleinen Avantgarde gesehen (der wir uns zurechnen bzw. anschließen), aber nicht in der Gesamtgruppe akzeptiert. Dieser ebenso oft wie folgenlos bedauerte Zustand rührt übrigens nicht von der Vernageltheit der Köpfe, der Vergnügungssucht und Bequemlichkeit einer hedonistischen Mehrheit her, oder was der Schelte enttäuschter Aktivisten noch einfallen mag. Sie hängt eng mit der Vielfalt gleichgeschlechtlicher Existenzweisen zusammen, die es ja noch nicht einmal gestattet, eine einheitliche Definition des Begriffs der Homosexualität zu geben. Oberhalb des allzu simplen Merkmals, eine sexuelle Begegnung mit einem Menschen desselben Geschlechts gehabt oder fantasiert zu haben, gibt es eine ganze Palette von Lebensgeschichten, Orientierungen und Identitäten (vgl. R. C. Friedman 1993, S. 3-10). Der Fassettenreichtum der Homosexualität muss sich auf die Ätiologie von Aids auswirken.

Wie neu ist unsere Typologie?

Ulrich Biechele sieht »beeindruckende Ähnlichkeiten« mit der von Norbert Zillich (1988) entwickelten Typologie. Er meint, die hier gefundenen Typen gingen in etwa in den vier Typen Zillichs auf, einmal abgesehen von Typus E, der ohnehin eine Sonderstellung einnimmt (U. Biechele 1996, S. 30). Darüber hinaus meint er, Typus D (herzschwul) sowie Zillichs »Der Gelassene« entsprächen dem »Gewöhnlichen Homosexuellen« von Dannecker/Reiche 1974, »dem nicht neurotischen Schwulen also, der Coming-out und berufliche Sozialisation erfolgreich bewältigt hat« (Biechele, S. 31).

Biechele fragt gegen solche Typologien: »Geht es uns ... um Normen ‚gesunden Schwulseins' oder wollen wir uns, unter Berücksichtigung der Vielfalt von Lebensphänomenen, von solchen Normen emanzipieren?« Hierauf möchten wir zwei Antworten geben. Zunächst, analog zu Mackie Messers Dreigroschen-Devise: ‚Erst kommt das Fressen, dann kommt die Moral'. Sprich: Erst müssen wir überleben, dann können wir uns emanzipieren. Wenn es um Krankwerden und Sterben geht, dann dürfen, ja müssen Kriterien der Gesundheit ins Spiel gebracht werden. Gewiss taucht zugleich die alte Drohung der Pathologisierung der Homosexualität auf, aber herbeidiktiert vom HI-Virus. Die intellektuelle (und damit auch medizinische, präventive, politische usw.) Verarbeitung der Aids-Gefahr muss die gesundheitsrelevanten Dimensionen homosexueller Existenz ins Auge fassen, und damit pathologisiert sie nicht.

Überdies war ‚der gewöhnliche Homosexuelle' von Martin Dannecker und Reimut Reiche kein Bestandteil einer Typologisierung der Homosexuellenpopulation; vielmehr charakterisierte er *den* Homosexuellentypus innerhalb aller übrigen Sexualformen. Mit dem ‚gewöhnlich' war die Unausgelesenheit der Stichprobe gemeint (vgl. M. Dannecker u.a. 1974, S. 17). Und wie wenig unneurotisch dieser gewöhnliche Homosexuelle war, konnte man in den Kapiteln zur »kollektiven Neurose der Homosexuellen« nachlesen (S. 345-373). Es ist kaum anzunehmen, dass die Bilder von 1971 mit denen von 1991 übereinstimmen (Zeitpunkte der Befragungen). Nach diesen gegenkritischen Überlegungen nehmen wir Biecheles Bemerkungen eher für einen Beleg, dass unser ‚Typus D' als eine orientierende Charakterisierung einleuchtet.

Die Typen A bis C hingegen stoßen auf emanzipationspolitische Bedenken, bei Biechele und bei anderen. Um der Gemeinsamkeit aller Schwulen willen solle nicht binnendifferenziert werden. Dahinter stehen Befürchtungen der Fraktionierung, der politischen Schwächung oder gar Ausschließung von Randseitern. Das ist ernst zu nehmen, kann aber den Blick auf die schwule Realität nicht verstellen, in der die Große Gemeinsamkeit gerade nicht existiert, deren Fehlen vielmehr generell beklagt wird. Die ‚Einheit' aller Gleichgeschlechtlichen ist ein Wunschgebilde (ein schönes und nützliches gewiss). Die Homosexuellenpopulation stellt zunächst nicht mehr als eine durch äußerliche Verhaltensmerkmale bestimmte statistische Kategorie dar, die einmal aus kriminologischen und psychiatrischen Erwägungen heraus entstanden ist und dann erst von den Betroffenen gegen die ursprüngliche Kontrollintention gewendet worden ist. Die Differenziertheit der homosexuellen Existenzweisen offen zu legen und überschaubar zu machen ist einer der Wege, Spaltungen zu reduzieren - weit Erfolg versprechender als die vielen ungehörten Appelle.

Kritik an der »Bremer Typologie«

Habent sua fata libelli - Bücher haben so ihre Schicksale. Dieses hier ist längst diskutiert und verrissen worden, Jahre bevor es vorlag. Im Verlauf der Datenerhebung und Interpretation haben wir immer wieder einzelne Ideen und Zwischenergebnisse vorgestellt und dem Blick von Fachleuten ausgesetzt. Vor vier Jahren lag die Rohfassung eines Abschlussberichts vor und kursierte. Im Oktober 1995 veranstaltete die Deutsche AIDS-Hilfe ein Symposium dazu, dessen kontroverser Verlauf in einer Broschüre des damals noch existierenden Bundesverbandes Homosexualität dokumentiert wurde. Die Kritiker formulierten brilliant, das müssen wir auch als Angegriffene gestehen.

Wir werden an dieser Stelle nicht vorab replizieren, wird doch unser Bericht erst jetzt (sowie mit dem Buch von V. Koch-Burghardt 1997) der Öffentlichkeit vorgelegt. Manche Punkte der Kritik betreffen eher den Fortgang der Forschung - auch wir befürworten ein noch besseres Auswahlverfahren für die Stichprobe, eine intensivere Arbeit an der Typologie oder die Bildung von quantitativen Testvariablen (beispielsweise die Frequenz sexueller Kontakte als Kontrollvariable für die statistische Korrelation zwischen Typus und Serostatus). Über diese berechtigte immanente Kritik hinaus ging aber die leidenschaftliche Ablehnung, auf die unsere Typbeschreibungen D (herzschwul) und B (kopfschwul) gestoßen sind. Diese Auseinandersetzung betraf nicht mehr die Forschungstechnik, sondern die Prinzipien der sozialwissenschaftlichen Forschung zu Homosexualität und Aids. Mit einigen grundsätzlichen Bemerkungen versuchen wir, der Differenz auf den Grund zu kommen.

Die Wiederkehr der Liebe

Die Modellierung unseres Typus D hat unter Aids-Profis beißenden Spott hervorgerufen. »Muster-D-Männer sind vollkommen,« höhnte Jürgen Neumann (1993). Und Michael Bochow kommentierte den »von den Bremer Forschern so sehr geliebten Typus D als den »Traumtypus«, er sei entstanden aus dem »Ressentiment gegen homosexuelle Lebensstile, die nicht auf die dauerhafte, eher monogame Zweierbeziehung orientiert sind« (1995, S. 24 f). »Schwule, die nach dem Modell von Mamis Kuschelsex leben, kommen gut weg.«

Wie sakrosankt sind die Formen des schwulen Lebens? Sie verändern sich ja fortwährend, nicht zuletzt unter dem Eindruck der Aids-Krise. Und sie verändern sich in genau den Dimensionen, die unserer Typologie zu Grunde liegen (und fälschlich einem ‚Ressentiment' aufs Konto geschrieben werden). Man mag es begrüßen oder nicht, aber die sichtbare Politik der Homofunktionäre zielt mit ihrem Fokus bei Ehe, Kindern und Familie auf die Institutionalisierung von Zweierbeziehungen. Die Homosexuellen haben ihr Coming-out inzwischen in das Jugendalter verlegt und verschaffen sich bei ihren Altersgenossen Respekt, damit die Lasten eines Stigma-Managements minimierend. Die jungen Schwulen von heute leben statt der Promiskuität früherer Generationen auf die so genannte ‚serielle Monogamie' hin. (Wie überall handelt es sich hier um Tendenzen.) Wir tippen die Entwicklungen bloß exemplarisch an, um die Verteidiger des schwulen Status-quo an den sozialen Wandel zu erinnern.

Dieser soziale Wandel, in rebus schwulibus nach wie vor von rasantem Tempo, hat in der homosexuellen Weit eine Figur prominent gemacht, die früher doch eher belächelt worden ist und jetzt auch die Kritik an unserer Konzeption des Herzschwulen (Typus D) grundiert: *die Liebe.* Allein dieses Wort (und Liebe ist selbstverständlich mehr als nur ein Wort) macht augenblicklich eine erstaunliche Karriere. Die Propaganda des dominierenden Lesben- und

Schwulenverbandes setzt auf den Slogan »Liebe verdient Respekt«. Die Reduktion der Homosexualität auf etwas Genitales wird konterkariert und möglicherweise allmählich aufgegeben. Die Erzeugnisse der Massenkultur zeigen *liebende* Schwule und Lesben, nicht mehr bloß Sexathleten und Verführer; dieses neue Thema ist als breite Strömung in Filmen, Fernsehserien und Belletristik unübersehbar. Wieder und immer wieder müssen wir betonen, gezwungen durch die defensive Angriffshaltung unserer Kritiker, dass wir all dies (ebenso wie unsere ominöse Typologie) konstatieren und weder begrüßen noch kritisieren.

Unter dem Paradigma der Prävention hat die psychosoziologische Aidsforschung die Dimension der *persönlichen Beziehungen* weitgehend unterschlagen. In den verschiedenen Schritten unserer Materialanalyse, beim Stigma-Management ebenso wie beim sexuellen Handlungsstil, haben wir indessen diese Dimension stark beachtet. Damit wird offenbar an eine Art von Tabu gerührt, eine Schweigekonvention in der Aidsforschung: Die Homosexuellen waren herkömmlich in einer stark sexualisierten Subkultur eingeschlossen, wurden jedenfalls so gesehen und behandelt; diese primäre Viktimisierung sollte geschont werden, als die neue tödliche Gefahr auftrat. Tatsächlich aber spielen die modernen Homosexuellen inzwischen auf allen Bühnen persönlicher Beziehungen mit, und zwar nicht erst seit der, ja, leidigen Ehe-Debatte und längst nicht mehr in literarischen Camouflagen à la Hans Christian Andersen, Thomas Mann oder Edward Albee (‚Wer hat Angst vor Virginia Woolf?‘). Einen schwulen Mann von heute vor dem Thema ‚Liebe‘ bewahren zu wollen, weil es ihm sein Ausgeschlossensein erneut schmerzlich vor Augen führe, ist obsolet.

Die Liebe (und ihre zahlreichen Varianten) zählt nicht zu den Themen, die im Zusammenhang von Homosexualität und Aids erörtert werden. Dazu zwei nichtdeutsche, doch hier zu Lande viel gelesene Beispiele. In dem überaus substanzreichen Buch von Michael Pollak heißt der umfangreichste Abschnitt

‚Soziale Befreiung und sexuelle Überschreitung‘ (1990, S. 39-52). Hier konstituieren sexuelle Szenarien, und nur sie, die schwule Identität; hingegen »bleibt die Paarbeziehung ein selten verwirklichtes, gefühlsmäßiges Ideal« (S. 48), und von Liebe ist sowieso nicht die Rede. Schon eher wird sie in dem lesenswerten Buch der norwegischen Sozialwissenschaftlerin Annick Prieur (1991) angesprochen. Doch im Falle der Schwulen kommt sie unter die Räder, »einerseits auf Grund der Unterdrückung von Homosexuellen und andererseits auf Grund der Tatsache, dass es sich eben um zwei Männer handelt, die eine Beziehung eingehen« (S. 33). Damit sind auch unseres Erachtens die beiden wichtigsten Faktoren benannt, welche die Liebe bei Schwulen beeinflussen. Für die Autorin folgt in einer Schwulenbeziehung, wenn sie denn Bestand hat, auf das initiale Verliebtsein die Freundschaft (S. 29) - nicht aber Liebe. Prieur hält die Sprache der Liebe für schwierig, und zudem kommt diese den Safersex-Regeln ins Gehege (S. 83 f.). Solche im Einzelnen gewiss zutreffenden Beobachtungen sind wenig später zu der grotesk anmutenden These von der ‚Liebe als Risikofaktor‘ hypostasiert worden (Bochow 1995b, S. 41f.).

In der sozialwissenschaftlichen Aidsforschung taucht Liebe erst für die Phase von Sterben und Tod im Gewand der Trauer um verlorene Menschen auf. Hätte sie aber nicht auch für die Analyse der Interaktionen der Lebenden ihren unverzichtbaren Platz? Noch in den besten sozialwissenschaftlichen Studien zum Thema sucht man die Dimension der Liebe vergebens. Nach wie vor wird mancher, der dies liest, kopfschüttelnd sagen, da gehöre sie auch nicht hin. Übrigens haben auch wir in diesem Buch die Frage nicht expliziert - sie wurde uns erst beim Nachdenken über die Kritiken bewusst. Das höhnische Stichwort von der Mama verhalf uns auf die Sprünge, worum es in der Debatte um die Typologie auch gehen könnte.

Die kalte Seite der Emanzipation und die Hitze des Begehrens

Empfindlichkeiten haben wir weiterhin berührt, als wir den B-Typus modellierten und ihn ‚kopfschwul' nannten. Mancher Intellektuelle war geneigt, sich selbst kurzerhand in diese Schublade zu packen und gleich mit dazu sein gesamtes Milieu. In derartigen Reaktionen wird unsere *empirische* Korrelation (Stigma-Management/Handlungsstil/Serostatus) in eine *wertende* Aussage übersetzt. Man liest die Typologie nach gut/schlecht, nach Sympathiewerten. Warum? Mit der Antwort halten die Kritiker nicht hinter dem Berg.

Im selben Atemzug verweisen sie nämlich auf »sexuelle Obsessionen« sowie auf »die Lebensstile in den schwulen Metropolen wie Berlin und Köln, Hamburg und Amsterdam, Paris und London« (M. Bochow 1995a, S.24, 26). Hier gibt es offenbar etwas zu verteidigen, was indessen nicht von uns angegriffen worden ist, sondern allenfalls vom HI-Virus, sofern man ihn als Kombattanten anerkennen will. Das Verhältnis zwischen Wirt und Mikrobe kann indessen kein Thema einer wie immer gearteten soziologischen Analyse sein; der ‚Krieg' findet zwischen Menschen bzw. zwischen sozialen Formationen statt, zwischen niemand sonst. Wer die schwulen Lebensstile angriffe, der stieße auch auf unseren Widerstand.

Der soziale Raum, insbesondere die Großstadt, muss als ein maßgeblicher Faktor gesehen werden, wenn die Entwicklung des modernen Homosexuellen zu erklären ist. Der dänische Kultursoziologe Henning Bech hat das überzeugend dargelegt, in Artikeln deutscher Fachjournale und in seinem großen Buch (1997). Beispielsweise gehören der ‚Blick', durch den fremde Männer einander einen homosexuellen Wunsch signalisieren, und die ‚Bewegungen', mit denen sie sich dann annähern - das Ganze heißt ‚Cruising'-, in das Gelände und Gewimmel einer Stadt (vgl. H. Bech 1997, S. 106-108). Mittelstädte, Großstädte und Metropolen unterscheiden sich hier nicht.

Einige Städte in Deutschland weisen eine überaus dichte schwule Subkultur vor, und hierher strömen die Interessenten in großer Zahl (führend: Berlin als klassische Metropole, Köln als Oberzentrum für das bevölkerungsreichste Bundesland). Für die (in der Kritik deutlich werdende) Annahme, hier konzentrierten sich die Vertreter unseres B-Typus, fehlt jeder empirische Anhalt. Gewiss allerdings werden sich die nicht unerheblichen Wanderungsbewegungen sowohl an den Eigenschaften des Zielorts orientieren als auch mit den Dimensionen Stigma-Management/sexueller Handlungsstil zusammenhängen. Keinesfalls aber steuert die Stadt/Land-Dimension die Modellierung der von uns unterschiedenen Sexualcharaktere. Mit anderen Worten: jeder Typus unserer Klassifikation ist an jedem Ort anzutreffen - es gibt den Kopfschwulen auf dem Lande wie den Herzschwulen in der Weltstadt.

Das sozialräumliche Argument könnte ernster genommen werden, wenn es sich nicht auf eine Unterstellung aus persönlichem Unbehagen beschränkte (»Ressentiment gegen Metropolen«), sondern den Zusammenhang von Urbanität und Theorie anspräche. Selbstverständlich lenkt der Standort die Perspektive. Doch gibt es davon nicht nur eine und schon gar keine einzig richtige. Übrigens kam eine These, die Aufklärungskampagnen zu Aids hätten sich als ineffektiv erwiesen (R. Jacob 1995), aus Trier. Aufgepasst Berliner!

Man muss unserem Buch nicht glauben, muss die darin entworfene Typologie nicht teilen. Man kann sich selber auf den Weg machen und fragen, ob es in der schwulen Lebenswelt Anzeichen dafür gibt, welche Spielarten des Stigma-Managements und des sexuellen Handlungsstils sich zu Syndromen der Protektion bzw. der Gefährdung zusammenfinden. Zum Einstieg bieten sich autobiografische Zeugnisse an. Man lese beispielsweise die dichten und glänzend geschriebenen ‚Notate' von Bernd Aretz (1997). Wen allerdings die Lektüre nicht zugleich fasziniert und irritiert, der sollte es bleiben lassen, weil unsere Fragestellung ihn offenbar nicht interessiert.

Bernd Aretz lebt seit nunmehr 15 Jahren mit einem positiven Testergebnis und berichtet darüber in vielen Vorträgen sowie in zwei Büchern. Die ‚Notate' beschreiben das Sterben seines Freundes und unübersehbar auch wesentliche Teile der Sexualbiografie des Autors. Von Aretz' zahllosen Bemerkungen, die überraschen, auffallen und zum Nachdenken veranlassen können, seien hier nur einige herausgegriffen. »Beischlaf kann für mich ein intellektuelles Vergnügen sein« (1997, S. 35). »Auf den Strich zu gehen kam mir nicht in den Sinn. (...) Heute fehlt mir diese Erfahrung in der Biografie« (S. 94). »Manchmal muss ich schon eine Menge Sexualität in Kauf nehmen, um nicht mir allein ausgeliefert zu sein (...), um Zärtlichkeit und Wärme zu erhalten« (S. 68 bzw. 83). Verstörende Sätze, deren zu Grunde liegende Gefühle einem nicht fremd sein müssen, die man aber vielleicht nicht als Selbstcharakteristik niedergeschrieben hätte. Bei solch luziden Entblößungen kann das Nachdenken starten, ähnlich wie es uns in der Fülle verschiedener Eindrücke aus den geführten Interviews erging, und dann Gemeinsamkeiten und Zusammenhänge erahnen, die sich schließlich zu Idealtypen verdichten.

Entschlossen, ja geradezu verbissen hat sich die psychosoziologische Forschung auf die Organisation präventiven Verhaltens beschränkt, wozu nur in der Anfangszeit sexualpolitische Erwägungen berechtigten. Für die Infektion selber ist nach psychosozialen Kofaktoren so gut wie nicht gesucht worden; hier haben wir einen Anfang zu machen versucht, mehr nicht. Nach herrschender Sicht ‚verursacht' der HI-Virus allein das fortgesetzte Leiden und Sterben an den Folgen von Aids. All dies gilt als schicksalhaft.

Nun hat gewiss jedes Pathos seine Zeit und seinen Ort; doch von ‚Fatum' oder ‚Tragödie' zu reden darf das letzte Wort der Wissenschaft nicht sein. Zu hoffen bleibt, dass ideologische Scheuklappen den Blick auf neue Erkenntnisse nicht verstellen und unsere Studie dazu beitragen kann, Aids als eine der politischsten aller Krankheiten zu verstehen.

Die Auswahl der Befragten und Zusammensetzung der Stichprobe

Auswahl der Fälle

Bei der Auswahl der Fälle haben wir Wert darauf gelegt, dass grundsätzlich alle Männer mit gleichgeschlechtlichen Sexualkontakten die Möglichkeit hatten, an der Untersuchung teilzunehmen - also auch solche, die sich nicht ausdrücklich als homosexuell bezeichnen. Mit diesem Auswahlkriterium ist die äußere Grenze der Untersuchungseinheit benannt. Insgesamt umfasst das Sample 111 Männer.

Es kann, wie immer in diesem Feld, keine repräsentative Auswahl sein. Ein solcher Anspruch wäre bei einer jahrzehntelang verfolgten und sozial ‚unmöglichen' Sexualvariante unrealistisch. Folglich sind wissenschaftliche Aussagen über die *quantitative Verteilung von Merkmalen* innerhalb der Gesamtpopulation der Homosexuellen prinzipiell unmöglich.

Mit der Frage nach der Aussagekraft von wissenschaftlichen Studien sehen sich alle qualitativ ausgerichteten Forschungsvorhaben konfrontiert. Sie basieren auf kleinen Stichproben und entstammen keinem ‚Griff in die Urne'. Das Forschungsziel einer *qualitativ* ausgerichteten Datenanalyse besteht jedoch eben nicht in Aussagen über *quantitative* Verhältnisse, sondern in der Ermittlung von Strukturen oder Zusammenhängen, die sich dem Forscher nicht von selbst erschließen und für die eine gewisse exemplarische Repräsentativität genügt. In unserem Fall sollte das Sample die Heterogenität individueller Formen von Stigma-Management und sexuellem Handlungsstil in größtmöglichem Umfang erfassen, um deren Zusammenhangsstruktur beschreiben und ihre Bedeutung für die HIV-Infektion aufzeigen zu können. Dazu bedarf es keiner sonderlich großen Fallzahl bzw. Stichprobe. Andererseits lassen sich die Lebenserfahrungen der von uns interviewten Männer nicht beliebig modellieren - trotz aller ermittelten Unterschiede. Deshalb ist das oben formulierte Auswahlkriterium unter den gegebenen kulturellen Bedingungen geeignet, die Homogenität der Ausgangspunkte für die Erzählungen hinsichtlich des Umgangs mit einem sexuell definierten Stigma zu Gewähr leisten. Mit dem im Vergleich zu anderen qualitativen Studien relativ großen Stichprobenumfang lassen sich unsere Ergebnisse dann allerdings stärker plausibilisieren.

Bei der Zusammensetzung der Stichprobe kamen zwei verschiedene Verfahren zur Anwendung: zum einen das von Schatzmann und Strauss (1973) vorgeschlagene »selektive Sampling«, zum anderen das von Glaser und Strauss (1967; 1979) entwickelte »theoretical sampling«, dem im Analysemodus der Grounded Theory eine bedeutende Rolle zukommt.

Zunächst zum *selektiven Sampling:* Dieses Verfahren »verweist auf eine kalkulierte Entscheidung, einen bestimmten Typ von Interviewpartner in Hinblick auf vorab festgelegte und begründete Dimensionen (wie Zeit, Raum, Identität), die schon vor Beginn der Studie ausgearbeitet werden, zu testen« (Strauss 1991, S. 71). Im Sinne dieses Verfahrens haben wir zwar keine Vorab-Quotierung nach bestimmten sozialstrukturellen Merkmalen vorgenommen, wohl aber die Dimensionen variiert, von denen anzunehmen war, dass sie die Ausprägung der Schlüsselkategorien Stigma-Management und sexueller Handlungsstil als äußere Rahmenbedingungen beeinflussen. Dazu zählen Alter, Wohnsitzverhältnisse sowie Bildungsniveau und berufliche Tätigkeit.

Alter

Wir gehen davon aus, dass die individuelle Verarbeitung des sexuellen Stigmas wesentlich von der Art und Weise geprägt wird, wie die Gesellschaft das Thema Homosexualität im Allgemeinen und die Homosexuellen im Besonderen behandelt. Homosexuelle Erfahrung findet vor einem spezifischen zeitgeschichtlichen Hintergrund statt, der das Untersuchungskollektiv in homosexuelle Generationen einteilt. Für die Ausbildung eines Handlungsstils ist sicherlich von erheblicher Bedeutung, ob ein Individuum seine ersten homosexuellen Erfahrungen während der NS-Diktatur gemacht hat und selbst nach

Kriegsende noch Angst vor strafrechtlicher Verfolgung haben musste, oder ob es heute als Heranwachsender den Weg in eine Coming-out-Gruppe findet, wo es unter seinesgleichen offene und selbstbewusste Formen der Homosexualität erproben kann.

Tabelle 2: Verteilung nach Altersgruppen

	Gesamt	HIV +
15-19 Jahre	3	0
20-29 Jahre	42	13
30-39 Jahre	31	12
40-49 Jahre	26	15
50-59 Jahre	5	1
60-69 Jahre	4	0
Gesamt	111	41

Wohnsitzverhältnisse

Über die Stadt-Land-Verteilung der Homosexuellen in Deutschland ist natürlich ebenso wenig bekannt wie über die Grundgesamtheit der Homosexuellen selbst. Allerdings kann man auch hier wieder davon ausgehen, dass es bei Homosexuellen - wie grundsätzlich bei allen diskreditierbaren Personen - eine Tendenz zur ‚Landflucht' gibt. Um der größeren sozialen Kontrolle in kleinen Gemeinden zu entkommen, zieht es viele Homosexuelle in die Metropolen, die zudem nicht nur Anonymität und damit völlig andere Rahmenbedingungen für ein adäquates Stigma-Management bieten, sondern vor allem eine Infrastruktur aus speziellen Bars, Cafés, Saunen, Buchläden und Schwulengruppen, die soziale und sexuelle Kontakte zu anderen Homosexuellen erleichtert.

Um Interviewpartner wurde gezielt in Hamburg, Bremen, Bremerhaven und Oldenburg geworben. Unsere Arbeitsstätte in der Universität Bremen verwies uns, aus forschungsökonomischen Gründen, auf den norddeutschen Raum. Daher wurde auch gezielt in den ländlichen Regionen und Kleinstädten Niedersachsens nach Gesprächspartnern gesucht. Durch Kontaktpersonen und Teilnahmeaufrufe ergaben sich außerdem Gespräche in Berlin, Frankfurt a. M., Wiesbaden und Köln.

Tabelle 3: Verteilung nach Wohnorten

	Gesamt	HIV +
Orte unter 10 Tsd. Einw.	5	2
Orte von 10 bis 25 Tsd. Einw.	5	2
Orte von 25 bis 50 Tsd. Einw.	1	0
Orte von 50 bis 100 Tsd. Einw.	7	3
Orte von 100 bis 250 Tsd. Einw.	1	0
Orte von 250 bis 500 Tsd. Einw.	11	3
Berlin	3	2
Bremen	23	13
Bremerhaven	2	0
Frankfurt a. M.	8	3
Hamburg	38	9
Köln	3	2
Oldenburg	4	1
Gesamt	111	41

Ausbildung und Beruf

Wenn es um eine Befragung homosexueller Männer geht, lassen sich die arrivierten und offen lebenden Schwulen in der Regel relativ leicht für Interviews gewinnen. Um die verdeckt lebenden Homosexuellen muss ganz anders und erheblich aufwändiger geworben werden.

Würde man sich nur um die so genannte »Kerngruppe« der schwulen Szene bemühen (vgl. Bochow 1989, S. 57), ließe sich ein Szene-Bias kaum vermeiden. Die Kerngruppe der schwulen Szene wird von 20- bis 45-jährigen mit relativ hohem Bildungsniveau gebildet, die in den Ballungszentren leben. Auf Grund ihrer Präsenz in allen empirischen Untersuchungen zur Homosexualität stellt dieser Typus gewissermaßen die homosexuelle ‚Normalbiografie' dar.

Zwar nur ein Typus unter mehreren, leitet er jedoch die Suche nach anderen am Rande dieser vermeintlichen Normalität an - z.B. nach einem Hilfsarbeiter mit Hauptschulabschluss oder einem promovierten Manager.

Bei der Auswahl nach Bildungskriterien geht es, wie gesagt, nicht um einen repräsentativen Querschnitt der arbeitenden ‚Normalbevölkerung'. Das Ziel besteht vielmehr darin, möglichst alle Bedingungen zu erfassen und zu variieren, unter denen Individuen ihre homosexuellen Erfahrungen in einem mehr oder weniger konsistenten Lebenszusammenhang organisieren.

Tabelle 4: Verteilung nach höchstem Schulabschluss

	Gesamt	Davon HIV +
Hauptschule	30	15
Realschule	35	12
Gymnasium	18	6
Fachhochschule	3	0
Hochschulstudium	24	8
k. A.	1	0
Gesamt	111	41

Tabelle 5: Verteilung nach Berufen

9	Angestellte im gewerblichen Bereich	4	Lehrer und Sozialpädagogen
27	Angestellte im kaufmännischen Bereich, Verkäufer	2	Pfarrer (ev.)
3	ungelernte Arbeiter	1	Psychologe
4	Ärzte	1	Rechtsanwalt
7	Beamte (bis gehobener Dienst)	8	Schauspieler, Musiker, Regisseure
1	Fotograf	1	Steward
3	Friseure und Requisiteure	8	Stricher
2	Manager	4	Studenten
5	Handwerker	6	Technisch-naturwissenschaftliche Berufe (Facharbeiter)
2	Journalisten	1	Zivildienstleistender
3	Köche	3	keine Angaben
6	Krankenpfleger und Erzieher		

Nun zum *theoretical sampling*: Dabei entscheidet »der Forscher auf einer analytischen Basis..., welche Daten als Nächste zu erheben sind und wo er diese finden kann« (Strauss 1991, S. 70). Keine möglichst breite Streuung der Fälle auf der Grundlage eines Vorwissens über die mögliche Zusammensetzung des Feldes ist gefragt, sondern die Entdeckung *neuer*, theoretisch relevanter Dimensionen. (Des weiteren können Erfordernisse, aus der theoretischen Fragestellung hergeleitet, die Suche nach bestimmten Interviewpartnern nahe legen.)

In der Praxis wird so vorgegangen, dass einige erste Fälle in Hinblick auf theoretisch interessante Fragen, die den Zusammenhang von Stigma und Sexualität betreffen, erhoben und miteinander verglichen werden. Die Auswahl der nächsten Fälle wird von den daraus gewonnenen Erkenntnissen geleitet - entweder um diese zu vertiefen oder durch Vergleich zu verunsichern.[18]

Freilich ist das »theoretical sampling« nur begrenzt anwendbar. Eine sukzessive Auswahl des jeweils nächsten Falls als eines von den vorangegangenen möglichst verschiedenen ist bei einer angestrebten Stichprobe von über 100 Befragten zu aufwändig. Deshalb haben wir dieses Verfahren - in der Schlussphase der Erhebung - nur als *Suchstrategie* eingesetzt, als sich nämlich eine erste Typologie abzeichnete und weitere Fälle kaum neue Einsichten versprachen. Zu Beginn der Erhebung wurde dagegen nach Maßgabe des selektiven Samplings verfahren, um die erwähnte Gefahr eines Szene-Bias zu vermeiden - d. h. einer Überrepräsentanz der großstädtischen, gebildeten Schwulen.

---

[18] So hat beispielsweise die Entdeckung, dass die Selbstakzeptanz des Homosexuellen sowie seine subjektive Wahrnehmung des Stigmas ganz erheblich von elterlichen Akzeptanzproblemen beeinflusst werden, dazu geführt, ganz gezielt nach Fällen mit intaktem familiären Hintergrund zu suchen *und* nach solchen, in denen der Homosexuelle auf massive Ablehnung stieß. Ein anderes Beispiel bildet die auffällig häufige Verwendung des Konzepts ‚Bisexualität' bei verheirateten Männern mit regelmäßiger homosexueller Praxis. Solche Fälle haben dazu geführt, die Identitätstechniken verheirateter Homosexueller mit denen von geschiedenen zu vergleichen (das Sample umfasst sieben verheiratete und acht geschiedene Männer).

Das theoretische Sampling sollte sicherstellen, dass bestimmte analytische Merkmale in der Untersuchungsgruppe hinreichend vertreten sind. Da die HIV-positiven Männer mit den negativ getesteten verglichen werden sollten, haben wir annähernd eine gleich starke Repräsentanz angestrebt. Der Anteil der infizierten Männer sollte nicht unter 40 Prozent absinken, damit ihre Merkmalsausprägungen beim Stigma-Management und sexuellen Handlungsstil in annähernd gleicher Form über den Merkmalsraum streuen wie die der nichtinfizierten Männer. Gegen Ende der Feldarbeit haben wir uns deshalb vermehrt um die Teilnahme von HIV-positiv getesteten Interviewpartnern bemüht.

Ein möglichst breites Spektrum unterschiedlicher Fallstrukturen ist natürlich nicht nur eine Frage des Auswahlverfahrens, sondern auch eine des Zugangs zum Feld, insbesondere wenn es sich um eines handelt, das unter stigmatisierten Vorzeichen steht. Im Einzelnen haben wir folgende Rekrutierungsquellen benutzt:

Kontaktnetz

Unsere Mittelsmänner - in Hamburg, Frankfurt/M., Bremen, Oldenburg und Bremerhaven - waren durchweg beruflich oder ehrenamtlich in Beratungs-, Kultur- und Kommunikationseinrichtungen für Homosexuelle tätig und auf Grund ihrer Ausbildung mit sozialwissenschaftlichen Fragestellungen und Arbeitsweisen vertraut. Ihre Aufgabe bestand darin, geeignete Gesprächspartner an die Forschergruppe zu vermitteln. Durch entsprechende Instruktionen konnten wir die Zusammensetzung der Stichprobe jederzeit nach Maßgabe des selektiven und theoretischen Samplings steuern.

Teilnahmeaufrufe in Zeitschriften

Über mehrere Monate schalteten wir auffällige Anzeigen in Zeitschriften für Homosexuelle (Du & Ich, Hamburger Gay Information, HOM-OH, Männer aktuell), Zeitschriften mit überwiegend pornografischem Inhalt und großem

Kontaktanzeigenteil (Happy Weekend, TOY), in lokalen Stadtmagazinen, in einem überregional erscheinenden ‚Szenemagazin' (PRINZ) sowie in unregelmäßig erscheinenden Broschüren homosexueller Beratungs- und Kommunikationseinrichtungen.[19] Die Anzeige enthielt keinerlei Beschreibung des Forschungsvorhabens, sondern den folgenden relativ unspezifischen Teilnahmeaufruf:

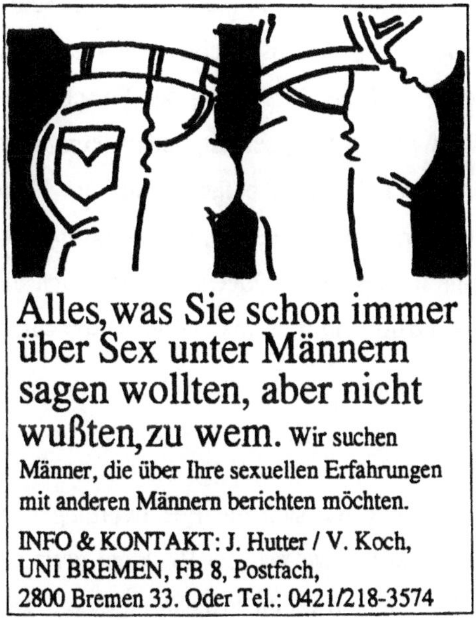

Abbildung 4: Teilnahmeaufruf an die homosexuellen Männer

Die Paraphrase eines Woody-Allen-Filmtitels sollte die Neugierde der Leser wecken - die soziologisch-prosaische Darstellung eines Forschungsvorhabens

[19] Heute kämen sicherlich die zahlreichen Kontaktmöglichkeiten über das Internet hinzu. Derartige Kontaktaufnahmen waren aber Anfang der 90er Jahre noch wenig populär.

schreckt erfahrungsgemäß eher ab. Adresse und Telefonnummer in der Anzeige wiesen den universitären Forschungsbezug jedoch eindeutig aus.[20]

Selbsthilfegruppen

Eine große Anzahl von Interviewpartnern konnten wir durch die regelmäßige Präsenz eines Projektmitarbeiters in verschiedenen Selbsthilfegruppen und Beratungseinrichtungen für Homosexuelle gewinnen. Dessen Anwesenheit beschränkte sich dabei auf die Darstellung des Forschungsthemas. Durch den persönlichen Kontakt zu den Gruppenmitgliedern ergaben sich dann Zusagen für Interviews. Unter den Gruppen befanden sich im Einzelnen eine Selbsthilfegruppe für Stricher, eine homosexuelle Vätergruppe, Gruppen von HIV-Positiven sowie eine homosexuelle Jugendgruppe. Auch ein mehrtägiger Besuch auf dem Bundespositiventreffen in Göttingen erbrachte Kontakte.

Kontaktanzeigen

Als besonders zweckmäßig hat sich die Beantwortung von chiffrierten Kontaktanzeigen herausgestellt. Zwar war der Rücklauf gering - bei über dreihundert persönlichen Anschreiben durch Projektmitarbeiter kamen 12 Interviews zu Stande -, für die ‚Qualität' der Stichprobe jedoch waren diese von besonderer Bedeutung, da es sich fast ausschließlich um verdeckt lebende Homosexuelle handelte. Jenes Kennenlern-Medium bietet ihnen größte Gewähr, nicht

---

[20] Private Kontaktanzeigen sind gewöhnlich chiffriert und weisen vor allem kaum Karikaturen auf. Trotzdem erhielt das Forscherteam sexuelle Offerten. Insbesondere den Lesern pornografischer Magazine glückte die sexualisierte Interpretation der Adresse »Info & Kontakt: Uni Bremen«. In einigen Fällen gelang es, dieses Missverständnis auszuräumen und den Betreffenden für ein Interview zu gewinnen. Ansonsten meldeten sich viele Männer, weil sie neugierig waren und wissen wollten, worum es bei dieser Anzeige ginge (mit etlichen konnte ein Gespräch arrangiert werden), andere sahen in dem Interview eine willkommene Gelegenheit, der Einsamkeit und Isolation zu entfliehen oder einfach einmal ihr bisheriges Leben zu reflektieren.

kompromittiert zu werden. Über die herkömmlichen Pfade der Rekrutierung jedenfalls wäre an diesen Personenkreis nicht heranzukommen.

Das persönliche Anschreiben der Forschergruppe bezog sich konkret auf die Kontaktanzeige - mit dem Bedauern, dem Anliegen des Inserenten (z.B. Wunsch nach Gruppensex, ‚Freund gesucht', ‚dominanter Lederkerl gesucht' u.a.m.) nicht nachkommen zu können - und enthielt ferner einen standardisierten Teil mit einer Kurzbeschreibung des Forschungsprojekts und der Bitte um Teilnahme.

Zweitvermittlung

Eine andere bewährte Möglichkeit, schwer erreichbare Homosexuelle für ein Gespräch zu gewinnen, besteht in der Anwerbung bereits interviewter Personen als Vermittler - häufig der Königsweg zu hermetischen homosexuellen Cliquen und privaten Zirkeln. Nach der persönlichen (und angenehmen) Erfahrung eines Interviews waren die Befragten in der Regel bereit, einen Gesprächspartner zu vermitteln und für die Untersuchung zu ‚bürgen'. Wichtig war dabei die Sicherstellung, dass sie den Interessen des Befragten nicht zuwiderliefe.

Tabelle 6: Befragte nach Quelle der Rekrutierung

Rekrutierungsquelle	geführte Interviews
Kontaktpersonen	35
Teilnahmeaufrufe in Zeitschriften	22
Selbtshilfegruppen	28
Kontaktanzeigen beantworten	12
Zweitvermittlung	14

Gesamtübersicht der 111 Interviews (mit Angaben zu Alter, Ausbildung, Beruf, Handlungsstil und Teststatus)

Fall	*Alter*	*Bildung*[21] *Beruf*	*Stigma-Management*	*Sexueller Handlungsstil*	*Teststatus*[22]
001	49*	RS Buchhalter; Frührentner	Typus A	Typus A	+†
002	40	RS Hausmeister eines Industriebetriebes	Typus A	Typus A	+†
003	22	GYM Regieassistent	Typus D	Typus D	–
004	42	RS EDV-Angestellter	Typus C	Typus C	–
005	61*	FH Ingenieur; pensioniert	Typus C	Typus C (mit Elementen des Typus A)	–
006	19	RS Versicherungsfachangestellter	Typus D	Typus D	#
007	29	GYM Informatiker	Typus D	Typus D	–
008	52*	k.A. Angestellter; z.Zt. arbeitslos	Typus E	Typus E	–

21 HS = Hauptschulabschluss; RS = Realschulabschluss; GYM = Abitur; FH = Fachhochschulabschluss; UNI = Hochschulabschluss; k.A. = keine Ausbildung bzw. Ausbildung abgebrochen

22 + = HIV–positiv; – = HIV–negativ; # = ungetestet; +† = verstorben

* = verheiratet, ** = geschieden

009	30	GYM Schauspieler	Typus A	Typus A	–
010	25	RS Postbeamter im einfachen Dienst	Typus A	Typus A	#
011	42*	GYM Dipl.-Finanzwirt im öffentl. Dienst	Typus D	Typus D (mit Elementen des Typus A)	#
012	21	RS abgebrochene Ausbildung zum Einzelhandelskfm.; z.Zt. Zivildienst	Typus D	Typus D	#
013	25	GYM Student der Geisteswissenschaften	unspezifisch	unspezifisch	#
014	26	RS Reprograf	Typus D	Typus D	–
015	46**	UNI Betriebswirt im Gastronomiebereich	Typus A	Typus A	–
016	33	RS Fotograf, Musiker, Taxifahrer	Typus C	Typus C	#
017	65*	HS Elektrohandwerker; jetzt Rentner	Typus C	Typus C	–
018	25	HS Arbeiter; z.Zt. arbeitslos	Typus A	Typus A	#
019	38	UNI Pfarrer (ev.)	Typus C	Typus C	–

020	20	RS Friseur; z.Zt. Zivil- dienst	Typus D	Typus D	–
021	56	UNI Gehobenes Mana- gement (Privatwirt- schaft wie Öffent- licher Dienst)	Typus C	Typus C	–
022	31	UNI Pädagoge	Typus D	Typus D	#
023	33	RS Verwaltungsange- stellter	Typus E	Typus E	–
024	52*	UNI Pfarrer (ev.)	Typus B	Typus B	–
025	43	RS Krankenpfleger	Typus D	Typus D	–
026	53**	RS Polizist	Typus A	Typus A	–
027	26	FH Finanzbeamter im gehob. Dienst	Typus C	Typus C	–
028	30	UNI Doktorand (natur- wiss.)	Typus D (mit Elementen des Typus A)	Typus D	–
029	29	GYM Tanztherapeut	Typus D	Typus D	#
030	47	GYM Sonderpädagoge	Typus D	Typus D	–
031	41	GYM Regisseur	Typus C	Typus C (mit Elementen des Typus D)	–

032	37	RS Florist	Typus A	Typus A	#
033	37	RS Kaufm. Angestellter	unspezifisch	unspezifisch	#
034	25	GYM Kaufm. Angestellter	Typus D	Typus D	#
035	41**	GYM Kaufm. Angestellter	Typus C	Typus D	–
036	29	UNI Arzt	Typus D	Typus D	–
037	23	HS Arbeiter	Typus E	Typus E	+
038	41	HS Einzelhandelskauf- mann	Typus A	Typus A	–
039	29	RS Schauspieler	unspezifisch	unspezifisch	–
040	37	FH Dipl.– Verwaltungswirt	Typus C	Typus C (mit Elementen des Typus D)	#
041	30	RS Angstellter i. öffentl. Dienst (mittl. Stufe)	Typus B	Typus B	+
042	59**	HS gelernter Buch- binder; Umschulung zum Operator	Typus A	Typus A	–
043	39	RS Versicherungskauf- mann	Typus D	Typus D	#

044	21	RS Bundesbahnangestellter; z.Zt. arbeitslos	Typus D	Typus D	–
045	48**	GYM Groß- u. Einzelhandelskaufmann; jetzt examinierter Altenpfleger	Typus D	Typus D	–
046	27	RS gelernter Krankenpfleger; jetzt Telefonauskunft	Typus E	Typus E (mit Elementen des Typus A)	–
047	40*	FH Friseur; Betriebswirt	Typus A	Typus A	–
048	20	HS Stricher	Typus S	Typus S	#
049	23	HS Schlosser; z.Zt. arbeitslos; Stricher	Typus S	Typus S	–
050	22	RS Lackierer; z.Zt. arbeitslos; Stricher	Typus S	Typus S	–
051	21	HS abgebrochene Schlosserlehre; Stricher	Typus E	Typus E	–
052	26**	RS Steuerfachgehilfe; freiberuflich tätig	Typus A	Typus A	#
053	27	RS Einzelhandelskaufmann	Typus A	Typus A	–

054	38	HS Abgebr. Kranken-pflegerlehre; Land-tagsabgeordneter, div. Jobs	Typus D	Typus D	#
055	15	HS (abgebrochen) k.A.; Stricher	Typus E	Typus E	–
056	16	HS k.A.; Stricher	Typus S	Typus S	–
057	21	HS abgebrochene Ein-zelhandelskauf-mannslehre; Stricher	Typus S	Typus S	–
058	29	Sonderschule k.A.	Typus A	Typus A	+
059	41	HS Vertreter	Typus A	Typus A	+
060	30	UNI Regisseur	Typus C	Typus C (mit Elementen des Typus D)	–
061	39	UNI Psychologe	Typus B	Typus B	+†
062	40	HS Chemielaborant; Bürokaufmann; Bilanzbuchhalter	Typus E	Typus E	+
063	25	RS Kaufm. Angestellter	Typus B	Typus B	+
064	24	HS Einzelhandelskauf-mann	Typus D	Typus D	#

065	27	FH Dipl.-Industrie-Designer	Typus D	Typus D	–
066	31	RS Verkäufer	Typus A (mit Elementen des Typus E)	Typus A	#
067	47**	HS Koch; verrentet	Typus A	Typus A	+
068	24	RS Koch	Typus E	Typus E	+
069	33	UNI Arzt	Typus B	Typus B	+†
070	38	UNI Arzt	Typus C	Typus C (mit Elementen des Typus B)	–
071	27	GYM Fotograf	Typus A	Typus A	+†
072	38	UNI Arzt	Typus D	Typus D	–
073	22	RS Erzieher	Typus D	Typus D	#
074	27	RS Kellner	Typus E	Typus E	+
075	37	UNI Chemie-Studium wg. HIV-Infektion abgebrochen	Typus E	Typus E	+
076	35	GYM Schauspieler	Typus B	Typus B	+
077	27	RS Bankkaufmann; z.Zt. arbeitslos	Typus A	Typus A	+

078	31	RS Verwaltungsange- stellter	Typus E	Typus E	+
079	27	HS gelernter Schuster; jetzt Krankenpfleger	Typus E	Typus E	+
080	34	GYM Elektriker; Glüher	Typus B	Typus B	+
081	22	GYM Student der Psychologie	Typus B	Typus B	+
082	42	RS Groß- u. Einzel- handelskaufmann; z.Zt. arbeitslos	Typus A	Typus A	+
083	39	RS Verwaltungsbeamter	Typus B	Typus B	+
084	40	HS Schweißer	Typus A	Typus A	+
085	37**	Sonderschule Kellner	Typus A	Typus A	–
086	29	UNI Wirtschaftsprüfer	Typus D	Typus D	–
087	27	HS Postangestellter (mittl. Dienst)	Typus C	Typus C	–
088	23	GYM Student der Ge- schichte	Typus D	Typus D	–
089	26	RS Krankenpfleger	Typus D	Typus D	–
090	34	UNI PC-Berater	Typus E	Typus E	+

091	64**	GYM Requisiteur; Pensionär	Typus C	Typus C	–
092	40	UNI Journalist und Kommunikationstrainer	Typus B	Typus B	+†
093	49	HS Maler, Renovierer (selbstständig)	Typus B	Typus B	–
094	29	RS Optiker	Typus B	Typus B	+
095	47	HS Vertreter für Kosmetika; verrentet	Typus A	Typus A	+†
096	41	UNI Lehrer	Typus B	Typus B	+†
097	26	RS; Speditionskaufm.	Typus D	Typus D	–
098	30	GYM Steward	Typus D	Typus D	–
099	23	HS Koch	Typus A	Typus A	+
100	45	UNI Reiseleiter; Kunsthistoriker	Typus A	Typus A	+
101	29	GYM Student der Psychologie	Typus B	Typus B	+
102	32	RS Groß– und Außenhandelskaufmann	Typus B	Typus B	+

103	44	UNI Rechtsanwalt	Typus B	Typus B	+
104	45	HS Fremdsprachen-korrespondent; Industriekaufmann	Typus A	Typus A	+
105	28	HS Klempner; z.Zt. arbeitslos	Typus A	Typus A	+
106	43	HS Einzelhandelskauf-mann; verrentet	Typus A	Typus A	+
107	42	HS Bürokaufmann; verrentet	Typus E	Typus E	+
108	48	HS Chemiefacharbeiter; verrentet	Typus E	Typus E	+
109	31	HS Maler	Typus A	Typus A	+
110	31	GYM Schauspieler; Aids-Berater	Typus E (mit Elementen des Typus B)	Typus E (mit Elementen des Typus B)	+
111	35	FH Sozialpädagoge	Typus D	Typus D (mit Elementen des Typus B)	–

Literatur

Abholz, Heinz Harald (1976): Krankheit und soziale Lage. Frankfurt a.M.

Antonovsky, Aaron (1987): Unraveling the Mystery of Health. How People Manage Stress and Stay Well. San Francisco.

Aretz, Bernd, (1997): Notate. Aus dem Leben eines HIV-infizierten schwulen Mannes. Berlin.

Bech, Henning, (1997): When men meet. Homosexuality and modernity. Cambridge.

Biechele, Ulrich, (1996): Schwule Männer aus der Unterschicht. Sexuelle Identität und HIV-Prävention. Berlin.

Blalock, Hubert M. (1979): Social Statistics. Tokyo.

Blumer, Herbert (1981): Der methodologische Standort des Symbolischen Interaktionismus. In: Arbeitsgruppe Bielefelder Soziologen (Hrsg.): Alltagswissen, Interaktion und gesellschaftliche Wirklichkeit. 5. Aufl. Opladen, S. 80-146.

Bochow, Michael (1988): AIDS: Wie leben schwule Männer heute? Berlin. AIDS-Forum D.A.H.

Bochow, Michael (1989): Aids und Schwule. Berlin. AIDS-Forum D.A.H.

Bochow, Michael (1993): Die Reaktionen homosexueller Männer auf AIDS in Ost- und Westdeutschland. Berlin. AIDS-Forum D.A.H.

Bochow, Michael (1994): Schwuler Sex und die Bedrohung durch AIDS. Reaktionen Homosexueller Männer in Ost- und Westdeutschland. Berlin. AIDS-Forum D.A.H.

Bochow, Michael, (1995a): Bremische Typenlehre. In: Materialien des Bundesverbandes Homosexualität, Heft 5, S. 22-25.

Bochow, Michael (1995b): Datenwüsten und Deutungsarmut. Zu den Defiziten in der präventionsorientierten AIDS-Forschung am Beispiel der Zielgruppe homosexueller Männer. Zeitschrift für Sexualforschung, 8. Jg., S. 39-48.

Bochow, Michael (1997a): Informationsstand und präventive Vorkehrungen im Hinblick auf AIDS bei homosexuellen Männern der Unterschicht. Berlin. AIDS-Forum D.A.H.

Bochow, Michael (1997b): Schwule Männer und AIDS. Berlin. AIDS-Forum D.A.H.

Borgers, Dieter (1981): Primärprävention von Volkskrankheiten. Biotechnischer Eingriff und soziale Prävention am Beispiel der Tuberkulose, Karies und Hypertonie. In: Argument-Sonderband AS 64: Prävention, Berlin, S. 27-52.

Camus, Renaud (1987): Tricks. Zwei Bände. Frz. Ausgaben 1978/1982/1988. Berlin.

Canguilhem, Georges (1974): Das Normale und das Pathologische. München.

Dannecker, Martin (1990): Homosexuelle Männer und AIDS. Eine sexualwissenschaftliche Studie zu Sexualverhalten und Lebensstil. Stuttgart.

Dannecker, Martin und Reimut Reiche (1974): Der gewöhnliche Homosexuelle. Eine soziologische Untersuchung über männliche Homosexuelle in der Bundesrepublik. Frankfurt a. M.

Dannecker, Martin (1991): Der homosexuelle Mann im Zeichen von Aids. Hamburg.

Dannecker, Martin (1997): Vorwiegend homosexuell. Aufsätze, Kommentare, Reden. Hamburg.

Deutscher Bundestag, Hrsg. (1990): AIDS - Faktoren und Konsequenzen. Bonn.

Dowsett, Gary W. (1996): Practicing desire: Homosexual sex in the era of AIDS. Stanford.

Düttmann, Alexander Garcia (1993): Uneins mit Aids. Wie über einen Virus nachgedacht und diskutiert wird. Frankfurt/M.

Friedman, Richard C. (1993): Männliche Homosexualität. Engl. 1986. Berlin.

Gagnon, John H. (1977): Human Sexualities. Glenview.

Gagnon, John H. (1989): Sex, Research and Sexual Conduct in the Era of AIDS. In: Journal of Acquired Immune Deficiency Syndromes, 1. Jg., S. 593-601.

Gagnon, John H. (1990): The Explicit and Implicit Use of the Scripting Perspective in Sex Research. The Annual Review of Sex Research, 1. Jg., S. 1-43.

Gagnon, John H. and William Simon (1973): Sexual Conduct. Chicago.

Gerhards, Jürgen (1989): Intimitätsmuster, risikoarmes Sexualverhalten und die Chancen aufklärender Steuerung. Kölner Zeitschrift für Soziologie und Sozialpsychologie, 41. Jg., S. 540-554.

Gerhardt, Uta (1984): Typenkonstruktion bei Patientienkarrieren. In: Kohli, M. und R. Günther (Hrsg.): Biographie und soziale Wirklichkeit. Stuttgart, S. 53-77.

Gerhardt, Uta (1986): Patientenkarrieren. Frankfurt a. M.

Gerhardt, Uta (1986a): Verstehende Strukturanalyse. Die Konstruktion von Idealtypen als Analyseschritt bei der Auswertung qualitativer Forschungsmaterialien. In: Soeffner, H.-G. (Hrsg.): Sozialstruktur und soziale Typik. Frankfurt a. M., S. 31-83.

Giegel, Hans-Joachim, Gerhard Frank und Ulrich Billerbeck (1988): Industriearbeit und Selbstbehauptung. Opladen.

Glaser, Barney G. and Anselm L. Strauss (1967): The Discovery of Grounded Theory. Strategies for qualitative research. Chicago.

Glaser, Barney G. und Anselm L. Strauss (1979): Die Entdeckung gegenstandsbezogener Theorie: Eine Grundstrategie qualitativer Sozialforschung. In: Hopf, C. und E. Weingarten (Hrsg.): Qualitative Sozialforschung. Stuttgart, S. 91-111.

Göckenjan, Gerd (1988): Das Pest-Regiment. Zu welchem Zweck Seuchen über die Menschen kommen. In: Kursbuch 94, S. 68-86.

Goffman, Erving (1990): Stigma. Über Techniken der Bewältigung beschädigter Identität. 9. Aufl., Frankfurt a. M. (Orig. 1963).

Gottstein, Adolf (1907): Die soziale Hygiene, ihre Methoden, Aufgaben und Ziele. In: Zeitschrift für soziale Medizin, 2. Jg., S. 3-33, S. 99-135f.

Grossarth-Maticek, Ronald (1979): Krankheit als Biographie. Ein medizinsoziologisches Modell der Entstehung und Therapie der Krebserkrankung. Köln.

Grossarth-Maticek, Ronald (1979a): Soziales Verhalten und die Krebserkrankung. Empirische Studien - Differenzialdiagnostik - Experimentelle Therapieforschung. Weinheim.

Haupert, Bernhard (1991): Vom narrativen Interview zur biographischen Typenbildung. In: Garz, D. und K. Kraimer (Hrsg.): Qualitativ-empirische Sozialforschung. Opladen, S. 213-254.

Haustein, Hans (1926): Die Geschlechtskrankheiten einschließlich der Prostitution. In: Gottstein, A., A. Schlossmann und L. Teleky (Hrsg.): Handbuch der Sozialen Hygiene und Gesundheitsfürsorge. 3. Bd., Berlin, S. 551-773.

Hollingshead, August de Belmont und Frederick Redlich (1958): Social class and mental illness. New York.

Hueppe, Ferdinand (1912): Wohnung und Gesundheit. In: Weyl, Th. (Hrsg.): Handbuch der Hygiene. 2.Aufl., 4.Bd. Leipzig, S. 3-51.

Hurrelmann, Klaus (1997): Gesundheitswissenschaft. In: Soziologie, Heft 3, S. 58-63.

Hutter, Jörg (1986): Aids, Homosexualität und Ausgrenzungsproblematik, abgedruckt unter dem Titel »Rette sich wer kann?«. In: Wie Sie heißen ist uns egal, Hauptgesundheitsamt Bremen, 1986.

Hutter, Jörg (1993): Schwule Konfliktunfähigkeit im Zeichen von Aids - Verstrickt im Bann medizinischer Deutungen. In: Vorgänge, Nr. 122, S. 97-104.

Hutter, Jörg (1997): Aids und die gesellschaftliche Moralpanik. In: Vorgänge, Nr. 139, S. 86-95.

Hutter, Jörg und Volker Koch (1994): Soziosexuelle Faktoren in der Epidemiologie von Aids. Eine vergleichende Untersuchung infizierter und nicht-infizierter homo- und bisexueller Männer. In: Heckmann, W. und M. A. Koch (Hrsg.): Sexualverhalten in Zeiten von Aids. Berlin, S. 299-307.

Illingworth, Patricia (1990): AIDS and the good society. London.

Jacob, Rüdiger (1995): Krankheitsbilder und Deutungsmuster. Opladen.

Kitsuse, John I (1980): Coming out all over: Deviants and the politics of social problems. In: Social Problems. 28. Jg., S. 1-13.

Koch, Volker (1989): Zu einer sozialen Ätiologie von AIDS. Der soziologische Beitrag zur Krankheitserklärung. Pfaffenweiler.

Koch-Burghardt, Volker (1997): Identität und Intimität. Eine biographische Rekonstruktion männlich-homosexueller Handlungsstile. Berlin.

Krämer, Hans Leo, (1994): AIDS und die gesellschaftlichen Folgen. In: HIV und AIDS im Spiegel der Wissenschaft. Saarbrücker Hochschulschriften, Bd. 23, St. Ingbert, S. 103-125.

Kreppner, K. (1991): Sozialisation in der Familie. In: Hurrelmann, K. und D. Ulich (Hrsg.): Neues Handbuch der Sozialisationsforschung. Weinheim.

Kriz, Jürgen (1973): Statistik in den Sozialwissenschaften. Reinbek.

Lange, Cornelia, Hrsg. (1993): Aids - eine Forschungsbilanz. Berlin.

Lautmann, Rüdiger (1995a): Die Eltern als Begleiter beim Homosexuellwerden. In: Sexuologie, 3. Jahrgang, S. 218-234.

Lautmann, Rüdiger (1995b): ‚Du bleibst mein Sohn!‘ Homosexuelle und ihre Mütter. In: Garbrecht, A. (Hrsg.): Mütter und Söhne - die längste Liebe der Welt. Hamburg, S. 175-187.

Lautmann, Rüdiger, Jörg Hutter und Volker Koch (1993): Typen des Stigma-Managements und sexuellen Handlungsstils bei homosexuellen Männern. Auswirkungen auf die Prävention. In: Lange, C. (Hrsg.): Aids - eine Forschungsbilanz. Berlin, S. 139-153.

Lemke, Peter, Ulrich Laaser (1986): Das epidemiologische Modell der Risikofaktoren und seine Umsetzbarkeit. In: Medizin Mensch Gesellschaft (MMG), 11. Jg., S. 215-225.

Levine, Martin P.; Peter M. Nardi; John H. Gagnon (Hgb.) (1997): In Changing times: Gay men and lesbians encounter HIV/AIDS. Chicago.

Lorenzer, Alfred (1979): Die Analyse der subjektiven Struktur von Lebensläufen und das gesellschaftlich Objektive. In: Baacke, D. und T. Schulze (Hrsg.): Aus Geschichten lernen. München, S. 129-145.

Merton, Robert K. (1995): Soziologische Theorie und soziale Struktur. Engl. Ausgaben 1949/1957/1968. Berlin.

Mohr, Richard D. (1988): Gays/Justice: A study of ethics, society and law. New York.

Mosse, Max und Gustav Tugendreich (1913): Krankheit und soziale Lage, München; ungekürzt neu herausgegeben von J. Cromm (1977): Göttingen.

Neubauer, Georg (1990): Jugendphase und Sexualität. Eine empirische Überprüfung eines sozialisationstheoretischen Modells. Stuttgart.

Neubauer, Georg und Wilfried Ferchhoff (1990): Jugendsexualität im Wandel. In: Heitmeyer, W. und T. Olk (Hrsg.): Individualisierung von Jugend. Weinheim, München, S. 131-158.

Neumann, Jürgen (1993): Auf die Mama kommt's an. In: Aktuell. Das Magazin der Deutschen AIDS-Hilfe, 4. Jg., S. 42f.

Ortner, Sherry B. and Harriet Whitehead (1981): Sexual Meanings. The Cultural Construction of Gender and Sexuality. Cambridge.

Pflanz, Manfred (1973): Allgemeine Epidemiologie. Aufgaben - Technik - Methoden. Stuttgart.

Pflanz, Manfred (1975): Die soziale Dimension in der Medizin. Stuttgart.

Pollak, Michael (1987): Aids. Risikomanagement unter widersprüchlichen Zwängen. In: Journal für Sozialforschung, 27. Jg., Heft 3/4, S. 329-341.

Pollak, Michael (1990): Homosexuelle Lebenswelten im Zeichen von Aids. Berlin.

Prieur, Annick (1991): Mann-männliche Liebe in den Zeiten von AIDS. Berlin: AIDS-Forum D.A.H.

Reichertz, Jo (1990): ‚Meine Schweine erkenne ich am Gang'. Zur Typisierung typisierender Kriminalpolizisten. Kriminologisches Journal, 22. Jg., S. 194-207.

Robert Koch Institut (1994-1999): Quartalsberichte des AIDS-Zentrums über aktuelle epidemiologische Daten (bis 1993 AIDS-Zentrum des Bundesgesundheitsamtes). Berlin.

Rosenbrock, Rolf (1998): Aids-Politik, Gesundheitspolitik und Schwulenpolitik. In: (Hrsg), Verqueere Wissenschaft? U. Ferdinand u.a., Münster, S. 365-378.

Ross, Michael W. (1978): The Relationship of Perceived Societal Hostility, Conformity, and Psychological Adjustment in Homosexual Males. In: Journal of Homosexuality, 4. Jg., S. 157-168.

Ross, Michael W. (1984): Psychovenereology and Acquired Immune Deficiency Syndrome. In: Nichols, S. E. and D. G. Ostrow (Hrsg.): Psychiatric Implications of Acquired Immune Deficiency Syndrome. Washington D.C., S. 112-121.

Rühmann, Frank (1985): AIDS. Eine Krankheit und ihre Folgen. Frankfurt a.M.

Rühmann, Frank (1989): Aids - Vorurteil. Prävention, soziale Kontrolle. In: Kriminologisches Journal, 21. Jg., S. 43-53.

Schatzmann, Leonard and Anselm L. Strauss (1973): Field Research: Strategies for a Natural Sociology. Englewood Cliffs.

Schüklenk, Udo, (1998): Access to experimental drugs in terminal illness. Ethical issues. New York.

Siegrist, Johannes (1977): ‚Lebensereignisse und Krankheitsausbruch'. Ergebnisse und Probleme aus medizinsoziologischer Sicht. In: Sozialwissenschaftliche Annalen, 1. Jg., S. 57-69.

Siegrist, Johannes (1980): Die Bedeutung von Lebensereignissen für die Entstehung körperlicher und psychosomatischer Erkrankungen. In: Nervenarzt, 51. Jg., S. 313-320.

Siegrist, Johannes, Klaus Dittmann, K. Rittner und I. Weber (1980a): Soziale Belastungen und Herzinfarkt. Eine medizinsoziologische Fall-Kontroll-Studie. Stuttgart.

Siegrist, Johannes und Klaus Dittmann (1981): Lebensverhältnisse und Krankheitsausbruch. Methodik und Ergebnisse einer medizinsoziologischen Studie. In: Kölner Zeitschrift für Soziologie und Sozialpsychologie, 33. Jg., S. 132-147.

Siegrist, Johannes und M.J. Halhuber (1981): Myocardial Infarction and Psychosocial Risks. Berlin.

Sparer, Phineas J. (1956): Personality, Stress and Tuberculosis. New York.

Starke, Kurt (1994): Schwuler Osten. Homosexuelle Männer in der DDR. Berlin.

Strauss, Anselm L. (1991): Grundlagen qualitativer Sozialforschung. München.

Strauss, Anselm L. and Juliet Corbin (1990): Basics of Qualitative Research. Grounded Theory Procedures and Techniques. Newbury Park.

Straver, Cornelius J. (1985): Soziale und sexuelle Interaktionen bei Jugendlichen. In: Gindorf, R. und E. J. Haeberle (Hrsg.): Sexualität als sozialer Tatbestand. Berlin, S. 179-196.

Teleky, Ludwig, A. Goetzl, S. Peller, G. Simon und R. Volk (1926): Die Tuberkulose. In: Handbuch der Sozialen Hygiene und Gesundheitsfürsorge (Hrsg.): Gottstein, A. Schlossmann und L. Teleky. 3. Bd. Berlin, S. 115-402.

Virchow, Rudolf (1868): Not im Spessart. Über den Hungertyphus. Berlin.

Weber, Max (1904): Die ‚Objektivität' sozialwissenschaftlicher und sozialpolitischer Erkenntnis. Archiv für Sozialwissenschaft und Sozialpolitik, Tübingen, S. 22-81.

Weber, Max (1973): Gesammelte Aufsätze zur Wissenschaftslehre. Tübingen.

Zillich, Norbert (1988): Homosexuelle Männer im Arbeitsleben. Frankfurt a. M.

GPSR Compliance

The European Union's (EU) General Product Safety Regulation (GPSR) is a set of rules that requires consumer products to be safe and our obligations to ensure this.

If you have any concerns about our products, you can contact us on ProductSafety@springernature.com

In case Publisher is established outside the EU, the EU authorized representative is:

Springer Nature Customer Service Center GmbH
Europaplatz 3
69115 Heidelberg, Germany

Batch number: 10809466

Printed by Printforce, the Netherlands